나는 일흔에
운동을
시작했다

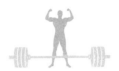

인생 후반전이 더 〰〰〰〰〰〰 젊어지는 운동법

나는 일흔에 운동을 시작했다

이순국 지음

한국경제신문

나이 들수록 근육을 늘려야 하는 건 선택이 아니라 필수입니다

'장수를 축하한다'는 뜻인 희수(喜壽, 77세). 충분히 오래 산 나이에 저는 책을 쓰기로 결심했습니다. 몸소 체험한 운동의 효과를 보다 많은 이들에게 알려야겠다는 사명감 때문입니다.

꾸준히 근력운동을 한 덕분에 제 신체 나이는 지금도 처음 운동을 시작했던 일흔 즈음에 머물러 있습니다. 만약 조금 더 빨리 시작했다면 지금보다 더 젊은 신체 나이를 유지하고 있을지도 모릅니다.

제가 말하는 운동은 으레 나이든 사람이 하기에 적당하다고 생각하는 산책이나 간단한 체조가 아니라, 체계적인 유산소운동과 근육을 키우는 저항성운동을 뜻합니다. 젊은이들이 피트니스 센터에서 하는 운동 말입니다.

저는 타고난 건강 체질은 아닙니다. 원래 몸집이 작고 어릴 때 고생을 많이 했으며, 운동 부족으로 한때는 건강 상태가 심각한 수준에 이르기도 했습니다. 어찌 보면 당연한 일입니다. 32세 때 사업에 뛰어들어 삼십여 년간 제 몸 하나 건사할 틈도 없이 살았고, 술 담배를 계속한데다, 사업하는 내내 스트레스도 이만저만 큰 것이 아니었습니다. 그러다 은퇴 이후 긴장을 놓으니 기다렸다는 듯 협심증이 찾아왔지요. 덜컥 겁이 났습니다.

아시다시피 협심증은 언제 어떻게 될지 알 수 없는 질환입니다. 관상동맥이 좁아지거나 막히면서 심장에 충분한 혈액을 공급하지 못해 발병하는데, 별다른 초기 증상이 없습니다. 그러니 이상 증세가 나타났을 때는 이미 심각한 지경일 경우가 많습니다. 완치법도 따로 없기 때문에 재발을 방지하려면 꾸준한 운동과 규칙적인 식사를 유지해야 합니다. 하지만 이 말처럼 모호하고 뻔한 조언도 없습니다. 꾸준한 운동이라는 게 무엇일까요? 운동을 하루에 얼마나 해야 하는지, 어떻게 하면 좋은지, 그렇게 하면 정말 건강해질 수는 있는지. 막연하지 않습니까?

저는 건강을 회복하기 위해 공부를 시작했습니다. 우선 2014년도에 서울과학기술대학교 대학원 스포츠과학과 석사 과정에 입학했습니다. 학위를 받은 뒤에는 다시 상명대학교 대학원 체육학과에서 박사 과정을 밟으며 배운 내용을 몸소 실천해보기도 했습니다. 결론은 나이 들수록 근육을 늘려야 한다는 사실입니다. 흔히 노년에는 몸에 무리가 가지 않을 만큼의 운동을 권유하지만, 그런 방식으로는 건강 면에서 눈에 띄는 개선 효과를 얻기는 힘듭니다.

한국건강증진개발원이 발표한 '노인의 신체 활동 실천현황 및 정책 제언' 보고서에 따르면, 2015년 기준 국내 65세 이상 노인의 유산소 신체 활동 실천 비율은 33.7%에 불과합니다. 85세 이상을 뜻하는 초고령 인구가 2015년 55만 명에서 2060년에는 450만 명으로 10.2%를 넘어갈 텐데, 노인의 운동은 너무나 부족합니다. 근력 운동을 하는 이들은 이보다 훨씬 더 적습니다. 물론 전문 스포츠선수를 목표로 하는 것이 아니니 생활에 필요한 근육운동이면 충분합니다. 미국의 펜실베이니아 주립대학교 연구팀이 65세 이상 노인 3만 여 명을 대상으로 15년 동안 관찰한 결과도 눈여겨 볼 만합니다. 일주일에 두 번 정도 꾸준히 근력운동을 한 노인은 사망 확률이 거의 절반 정도 낮아진다고 합니다.

우리는 살아 있는 동안 끊임없이 에너지를 생산하고 소비하여 체온을 유지하고, 생각하며 움직입니다. 그러한 에너지를 생산하기 위해 음식물을 섭취하고 숨을 쉬는 것입니다.

건강한 삶이란 필요 에너지를 생산하는 데 필요한 양의 균형 잡힌 영양을 섭취하고, 이를 산화시킬 수 있는 충분한 산소를 섭취하는 능력, 여분의 에너지를 보관할 수 있는 넉넉한 근육량을 유지하는 과정으로 이루어지는 것입니다.

이 책은 건강한 삶을 유지하기 위한 신진대사 전반에 대한 기초적인 상식과 메커니즘을 설명하고, 이를 위해 운동이 어떤 역할을 하는지 안내합니다. 건강한 노년을 위해 한 번쯤은 읽어보아야 할 내용이고, 꼭 알아두고 실천하는 것이 중요한 만큼 꼼꼼히 기록하고 구체적인 해법을 제시하고자 합니다.

지난 5년여 동안 제 몸을 실험 대상 삼아 다양한 사항을 체크하고 연구했습니다. 그리고 현재 제 신체 나이는 물론 여느 장기까지 모두, 협심증이 걸리기 이전만큼 잘 돌아가고 있습니다. 책에 실린 내용은 전적으로 제 몸에 맞는 운동과 식단을 기본으로 구성했으니, 각자 자신에게 맞는 운동 방법을 찾는 수고는 추가로 하셔야 합니다.

왜 우리에게 운동이 필요한지 이해할 수 있도록, 기본 원리부터 시작해 신진대사와 근육이 생기는 과정까지 꼼꼼히 정리했습니다. 건강하고 행복한 노년에 관심이 많은 이들에게 이 책이 조금이나 도움이 되었으면 하는 바람입니다.

이순국

· 3장 ·
운동 효과 백배 올리는 상식 백과

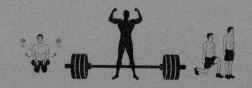

운동을 시작한 뒤 제 몸은 달라지기 시작했습니다.
협심증을 앓던 심장은 기능을 되찾았고
근육이 탄탄해지니 쉽사리 지치지도 않았습니다.
제가 운동을 시작한 나이는 일흔이었습니다.
운동을 시작하고 보니 일흔은 결코 늦은 나이가 아닙니다.
오히려 나이 든 사람이 무슨 운동이냐는 선입견이야말로
신체 노화를 앞당기는 원인일 수 있습니다.

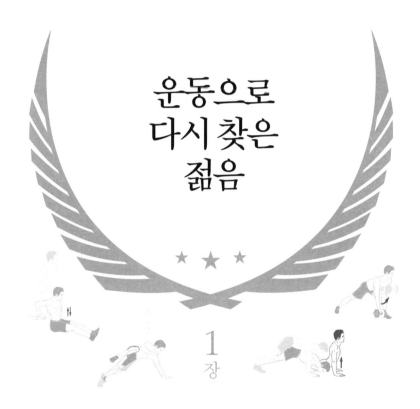

운동으로
다시 찾은
젊음

★ ★ ★

1
장

십 년 더 젊게

"선생님, 나이가 드니 무릎도 시리고 조금만 걸어도 숨이 찹니다. 이런 사람이 운동하면 위험하지 않을까요?"

노인들을 대상으로 운동 강의를 하다 보면 종종 듣는 말입니다.

사실 많은 고령자들이 이렇게 생각하고 몸 움직이기를 꺼려 합니다. 나이 들어보면 누구나 실감하겠지만, 동네 한 바퀴 도는 걷기 운동을 하다가도 낙상으로 병원에 실려 가는 경우가 많습니다.

그런데 앞뒤 순서가 잘못됐습니다. 운동을 했기 때문에 다치거나 병이 생기는 것이 아니라, 운동이 부족해 근육이 쇠퇴하다 보니 각각의 기관들이 제 기능을 못해 병을 얻는다고 해야 맞습니다. 저역시 운동을 시작하고 난 뒤로 건강을 되찾았습니다.

근육은 쓰는 만큼 발달하고, 근육이 탄탄하게 차오르면 나이 들어 생기는 병들도 줄어듭니다. 요즘 저는 일주일에 3회, 5km씩 조 깅을 하고 6일간은 덤벨이나 벤치 프레스를 이용하는 근육운동, 다 른 말로 저항성운동을 하고 있습니다. 덕분에 턱걸이를 10번씩 나 누어, 100회를 20분 내에 할 수 있을 정도의 체력을 갖게 되었습니 다. 오히려 젊었을 때는 숨이 차서 제대로 턱걸이를 해본 기억이 없 습니다. 턱걸이를 하면서도 이렇게 달라진 저 자신이 놀랍고 신기 합니다. 젊었을 때 없던 복근까지 생겼습니다.

물론 현재의 몸을 만들기까지 여간 노력한 게 아닙니다. '조금만 더, 조금만 더'를 속으로 되뇌며 포기하고 싶은 마음을 추슬러야 했으니까요.

저는 대학에서 경제학을 공부하고 졸업한 뒤에는 공인회계사로 일했습니다. 책상에 앉아서 책만 들여다보고 살았으니 운동과는 담 을 쌓고 지냈지요. 그러다 일찌감치 사업에 눈을 떠 32세 때 작은 제지회사를 하나 인수해 기업가의 삶으로 뛰어들었습니다.

기업 경영은 생각만큼 쉬운 일이 아니었습니다. 재무제표는 볼 줄 알았다 해도, 공장 돌아가는 과정이며 종이 품질이나 조직 관 리가 처음부터 쉬울 리 없습니다. 그래도 회사 키우는 재미에 시 간 가는 줄 몰랐지요. 물론 스트레스는 이만저만하지 않았습니 다. 일 외에 다른 데 관심을 둔 기억도 거의 없습니다. 그나마 열 심히 일한 덕분에 회사는 국내 재계 순위 25위까지 규모가 커졌 습니다.

하지만 그런 모든 노력이 1997년 소위 IMF사태로 물거품이 되어버렸습니다. 잘나가던 기업이 하루아침에 부도나고 주가는 곤두박질쳤습니다. 기업 경영은 나날이 어려워졌고 결국 경영 일선에서 물러날 수밖에 없었지요. 그러는 동안 일에만 몰두하느라 건강은 더욱 심각해져갔고, 2011년 해외여행 중 협심증으로 병원 신세를 지는 사태까지 벌어졌습니다.

왜 노년을 위한 운동법은 없을까

운동을 시작한 때는 제 몸 상태가 얼마나 심각한지 알게 된 후였습니다. 와중에 존경하던 친형(전 우방건설 이순목 회장)이 74세라는 아직 창창한 나이로 세상을 떠났고, 저는 그때 건강의 중요성을 다시 한 번 절실히 느꼈습니다. 형을 떠나보낸 뒤 어떻게 운동을 하면 좋을지 알아보기 위해 관련 서적을 찾기 시작했습니다. 그런데 운동에 관한 책과 문헌은 많아도 대부분 전문 학술서 또는 트레이닝을 목적으로 한 저술들뿐, 노인 운동에 대한 과학적인 메커니즘이나 운동 방법에 대한 효과를 알려주는 책은 없었습니다. 생각 끝에 원점에서부터 시작하기로 마음먹었습니다. 운동에 대해 정식으로 공부하는 것. 남들이 알려주지 않으니 다른 방법이 어디 있겠습니까? 그래서 서울과학기술대학교 대학원 스포츠과학과에서 운동생리학

국민생활체육참여실태-주 2회 이상 운동					
구분	2003	2006	2009	2012	2015
20대	49.5	61.7	44.3	35.9	54.9
30대	56.2	56.1	46.5	39.6	53.2
40대	71.2	66	55.7	50	61.2
50대	65.7	68	58.1	50.8	60
60대	58.7	46.5	57.5	47.3	59.6
70대 이상	–	30.3	46	41.4	49.7

출처 : 문화체육관광부, 2017

석사 과정을 밟은 뒤 상명대학교 대학원 박사과정으로 진학해, 노인을 위한 운동법을 본격적으로 연구했습니다.

결론은 명확합니다. 나이 들수록 운동에 투자하는 시간이 늘어나야 합니다.

사람들의 생활 체육 활동 비율을 조사해 발표하는 문화체육관광부의 '국민생활체육참여실태'를 보면, 60대 이후부터 운동하는 사람 비율이 점차 줄어드는 사실을 확인할 수 있습니다. 과거 절반에도 채 미치지 못하던 시절에 비하면 크게 늘어난 편이지만, 미국의 경우 2010년도에 이미 75%를 넘어선다고 하니 우리나라 노인 인구의 운동 참여 비율이 상대적으로 부족한 것이 사실입니다.

과연 나이가 든 뒤에도 운동을 통해 건강 지수를 높일 수 있을까? 스포츠과학과 운동생리학 등을 공부하면서 노인의 신체에 나타나는 변화와 이에 맞는 운동법을 찾아내기 위해, 제 운동 데이터를 토대로 다양한 실험을 하면서 운동 전후 몸에 나타나는 변화들을 꼼꼼히 기록해보았습니다.

결론은, 적당한 유산소운동과 근력을 기르고 근육을 강화하는 저항성운동의 조합을 통해 실험을 시작했던 때보다 키도 크고 심장의 기능도 강해졌음은 물론, 골밀도까지 높아지는 결과를 확인할 수 있었습니다. 쉽게 말해 신체 나이만 따지면 전보다 젊어진 것입니다.

변화 1-운동한 뒤 키가 커졌다

운동을 시작한 뒤로 몸에 다양한 변화가 나타났습니다. 그중 하나가 키입니다. 측정 방식에 따라 다소 차이가 있긴 하지만, 제가 74세에서 76세까지 2년 동안 을지병원에서 측정한 데이터로는 0.4cm가 자랐습니다. 서울대학병원 측정 자료는 0.3cm가 늘어났습니다. 기간을 늘려 서울대학병원에서 2011년 4월에 측정한 수치와 비교하면 71세에서 76세까지의 5년 동안 1cm가 자랐다고 나옵니다.

사람의 키는 40세까지는 거의 변화가 없다가, 일반적으로 40세 이후 10년에 1cm씩 줄어듭니다. 이렇게 나이가 들수록 키가 작아지는 이유는 척추 압박과, 척수 사이의 연골 원반들의 길이나 모양 변화, 또는 근육 길이 감소, 구부정한 자세 등 여러 원인이 작용합니다. 그런 일반론을 적용한다면 지금 저의 키는 156.5cm−(1cm ×0.6년)=155.9cm가 되어야 맞습니다. 그러나 저는 반대로 키가 더 자랐으니 정상치의 감소 수치를 감안해본다면, 76세였던 2017년 11월 15일 현재 157.5cm로 1.6cm(157.5 − 155.9)가 늘어났다고 설명할 수 있습니다. 턱걸이와 중량운동(웨이트트레이닝)을 꾸준히 한 덕분입니다. 여기에 더해 척수 사이의 연골들의 모양과 길이가 변화하고, 자세 교정 등이 복합적으로 작용해 키가 커지는 결과로 이어진 것입니다.

변화 2−골밀도가 높아졌다

키만 큰 것이 아니라 골밀도도 높아졌습니다. 을지병원 영상의학실에서 측정한 골밀도(BMD)의 변화는, 74세에서 76세까지 2년 사이에 1.015g/cm²에서 1.024g/cm²로 0.89% 높아졌습니다.

골밀도 역시 나이가 들면 점차 낮아집니다. 50세 이후 남성의 경우 대퇴경부의 골밀도는 평균 1.5%/년, 척추는 0.45/년, 전신은 평균 0.1%/년씩 골 손실이 나타납니다.

하지만 제가 직접 실험한 결과는 달랐습니다. 2년 동안 꾸준히

골밀도의 변화				(단위 : g/cm²)
부위별	측정 시기(A)	측정 시기(B)	차이	Δ%
머리	1.948	1.985	−0.037	−1.87
팔	0.724	0.692	0.032	4.63
다리	1.108	1.095	0.013	1.19
가슴	0.841	0.840	0.001	0.12
늑골	0.729	0.722	0.007	0.99
골반	0.852	0.849	0.003	0.36
척추	0.975	0.973	0.002	0.21
합계	1.024	1.015	0.009	0.89

*측정시기 A : 2017. 11. 15. B : 2015. 11. 10.

저항성운동을 하며 근육이 수축해 있는 동안 지속적으로 뼈에 부하를 가하는 방식으로 근육을 단련시킨 결과, 골밀도가 높아진다는 사실을 확인할 수 있었습니다. 특히 머리 부분을 제외한 신체 모든 부위에서 골밀도가 고르게 증가했습니다. 운동 효과가 그만큼 전신에 영향을 미친다는 뜻이기도 합니다. 나이 듦에 따라 줄어드는 골밀도까지 감안한다면 실제 0.89% + (0.1% × 2년) = 1.2%나 골밀도가 높아진 것입니다. 한 해 한 해 지날수록 뼈가 약해져 골절 위험이 높아지는 만큼 골밀도 증가는 무척 중요한 변화입니다. 그리고 꾸준한 저항성운동이야말로 노인의 골밀도 증가를 높이는 방법이라는 사실도 잊지 말아야 합니다.

변화 3-달라진 신체 구조

헬스클럽이나 병원에서 종합건강검진을 받으면 받아볼 수 있는 체성분, 체지방량 등을 표시한 신체 구조표에도 변화가 나타났습니다. 우선 성남시 분당구에 있는 SPOGYM헬스클럽(2017년 7월 20일)에서 75세에서 76세까지 1년간 제 신체 구조가 어떻게 달라졌는지 측정해보았습니다.

근육량

신체의 모든 근육을 모아놓은 것이 근육량입니다. 근육은 크게 3가지로 나뉩니다. 심장 벽을 구성하는 심근, 소화기와 내장 등의 내장근, 뼈에 붙어 신체 움직임을 구성하는 골격근 등입니다. 그러니 운동을 통해 가장 먼저 봐야 할 수치가 골격근량입니다.

제 경우에는 1년 동안 운동의 효과로 골격근량이 0.2kg 즉 0.78% 증가했습니다. 사지 근육과 몸통 근육이 고르게 증가한 것도 눈에 띄는 특징입니다. 일반적으로 고령자의 근육량이 1년에 1%정도 감소한다고 볼 때 근육량을 전처럼 유지하기만 해도 큰 성과인 셈인데 오히려 증가했으니, 저항성운동의 효과가 그만큼 크다고 할 수 있겠습니다.

체지방량

보통 체지방률은 15%를 기준으로 하여 20%까지를, 복부지방률은 수치 0.9까지를 정상 범주로 칩니다. 제 경우 1년 동안 체지방량은 0.2kg 증가했으나 체지방률은 13.09%, 복부지방률(엉덩이와 허리의 둘레비)은 큰 변화 없이 0.84 수준으로 나타났습니다. 내장지방 수치 또한 5로 변동이 없었습니다. 내장지방 수치는 5~10 범위가 정상입니다. 체지방량은 평균 수치보다 낮은 편이지만, 신체에 무리가 갈 정도로 높거나 낮은 편이 아니라 정상 범주에서 크게 벗어나지 않습니다.

체수분

몸에 있는 모든 수분을 체수분이라고 합니다. 나이가 들수록 갈증에 대한 인지력이 떨어져 체수분이 줄어드는 것이 보편적인 현상입니다. 체수분이 줄어들면 근육은 약해지고 피부 탄력성도 떨어지게 됩니다. 그러나 제 신체 구조를 조사한 기간 동안 체수분은 0.1kg 증가했습니다. 유산소 및 저항성운동을 할 때 꾸준히 수분을 보충한 결과입니다.

단백질

단백질량은 0.1kg 늘었습니다. 근육량이 증가하면서 단백질도 함께 늘어난 결과로 분석됩니다. 무기질량은 변화가 없었습니다.

서울 강남구 소재 오아시스 스포츠클럽(2015년 5월 6일)에서도 같은 방식으로 제 신체 변화를 비교해보았습니다. 신체 구성표를 보

- **스타트 심박수** : 준비운동 후 조깅을 시작한 시점의 심박수로 실제는 5분간 워밍업 후 측정한 값.
- **평균 심박수** : 조깅 시작에서 끝날 때까지의 평균 심박수. 같은 운동 강도 부하에서 심장 부담도를 나타내는 중요한 지표.
- **최대하 심박수**: 조깅을 하는 중 나타나는 가장 높은 심박수. 조깅을 끝낼 때쯤 심박수도 가장 높아집니다.

  저의 경우는 최대 심박수의 90%를 목표 심박수로 정했습니다. 즉 $[207 - (75세 \times 0.7)] \times 0.9 = 139$, 즉 맥박수 139까지가 저의 운동 중의 목표 심박수로, 이 수치 이상 심박수가 올라가면 위험하다는 뜻이 됩니다.
- **운동 후 심박수** : 조깅이 끝나고 정리운동을 마친 후의 심박수. 저의 경우는 5분간의 쿨–다운 운동을 마친 뒤 수치를 측정했습니다.

시기별 요인

심박수는 환경 요인의 영향을 많이 받기 때문에, 장기적인 심박수의 적응 변화를 알려면 연중 비교와 더불어 연간 동일 조건 하에서의 수치 변화를 비교해야 합니다. 그래서 전년 대비 수치를 함께 측정하기로 했고, 데이터는 2015년과 2016년의 같은 달 중에서 1월, 3월, 5월, 7월, 9월, 11월의 홀수 달을 각각 비교했습니다.

연간 적응 변화

2015년에서 2016년간의 평균 심박수의 변화가 명확하게 보입니다.

- **안정시 심박수** : 68.01에서 64.98로 3.03회/분
- **스타트시 심박수** : 89.50에서 88.21로 1.29회/분
- **평균 심박수** : 108.86에서 107.54로 1.32회/분
- **최대하 심박수** : 125.81에서 124.20으로 1.61회/분
- **운동후 심박수** : 81.10에서 79.71로 1.39회/분

심박수는 유산소운동을 하기 전보다 전체적으로 일정하게 감소했습니다. 운동에 의한 여러 요인이 작용한 결과 1회의 심박출량을 증대시켜, 결과적으로 심박수가 감소했다고 판단할 수 있겠습니다.

전년 동기 비교

그래프에서처럼 전년 같은 때와 심박수를 비교한 결과도 전체적인 감소로 나타납니다.

- **집단 1** : 2015년 1월 vs. 2016년 1월
- **집단 2** : 2015년 3월 vs. 2016년 3월
- **집단 3** : 2015년 5월 vs. 2016년 5월
- **집단 4** : 2015년 7월 vs. 2016년 7월
- **집단 5** : 2015년 9월 vs. 2016년 9월
- **집단 6** : 2015년 11월 vs. 2016년 11월

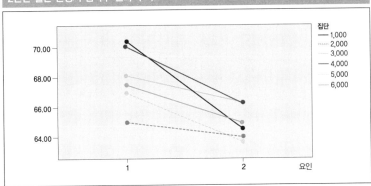

2년간 월간 안정시 심박수 변화 추이

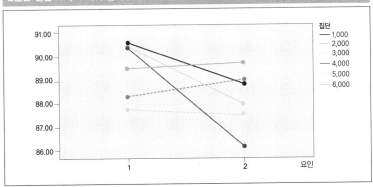

2년간 월간 스타트 시의 심박수 변화 추이

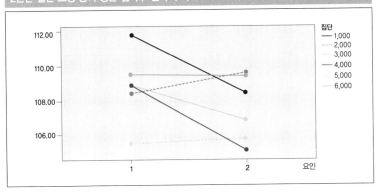

2년간 월간 조깅 중의 평균 심박수 변화 추이

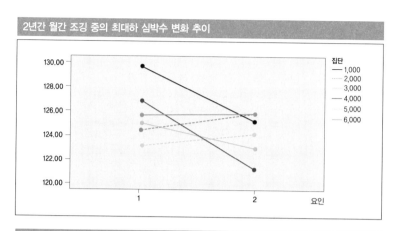

2년간 월간 조깅 중의 최대하 심박수 변화 추이

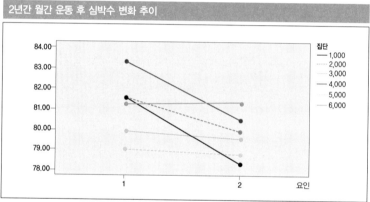

2년간 월간 운동 후 심박수 변화 추이

변화 5-근력 증가

근력이란 말 그대로 근육의 힘을 뜻합니다. 근력을 측정하는 방법
은 다양합니다. 1RM, 악력, 덤벨 들기, 의자 앉았다 일어나기, 윗
몸일으키기, 팔굽혀펴기 등이 모두 근력을 측정하는 방법들입니다.
저항성운동에서는 이중에서 1RM의 변화가 중요 데이터로 활용되고 있습니다. 1RM이란 한 번에 최대 노력으로 발휘할 수 있는 근력을 뜻합니다. 예를 들어 벤치 프레스에서 최대 힘을 다하여 한 번 겨우 들 수 있는 무게입니다.

고령자에게 1RM을 직접 측정하는 것은 어렵기 때문에 간접 방식으로 측정합니다. 실시 중량이란 1RM의 80%에 해당하는 중량으로, 10회 반복할 수 있는 무게를 의미합니다.

아래 표에서처럼 2014년 10월에서 2017년 10월까지 3년간 신체 모든 부문에서 1RM이 증가했습니다. 특히 증가율이 10%에서 15% 사이로 고르게 나타나 한쪽에 치우침 없는 운동 효과도 더불어 확인할 수 있습니다.

1RM의 변화(1RM의 증가)

부위별	종목	단위	2014년 10월		2017년 10월		증가	
			실시 중량	1RM	실시 중량	1RM	량(kg)	Δ%
가슴	벤치 프레스	kg	55	68.7	62.5	78.1	9.4	13.7
	체스트 프레스	kg	50	62.5	60	75	12.5	12
어깨	숄더 프레스	kg	35	43.7	42	52.5	8.8	12
	덤벨 프레스	kg	14	17.5	16	20	2.5	11.4
등	랫풀 다운	kg	45	56.2	50	62.5	6.3	11.1
	로우 로우	kg	45	56.2	55	68.7	12.5	12.2
다리	레그 프레스	kg	160	200	180	225	25	12.5
	레그 컬	kg	45	56.2	50	62.5	6.3	11.1
팔	덤벨 컬	kg	10	12.5	12	15	2.5	12
	암 익스텐션	kg	8	10	10	12.5	2.5	12.5

측정시기 A : 2015. 05. 6 B : 2014. 11. 28

근력의 절대 강도를 측정할 때에는 벤치 프레스가 가장 비교하기 편리한 기구입니다. 보통 체육 기구들은 체육관에 따라 규격이 다양하여 서로 비교하기가 어렵고, 프리웨이팅인 벤치 프레스의 실시 중량이 자기 무게보다 무겁다면 근력의 절대치가 높다고 할 수 있습니다.

제가 실시한 벤치 프레스의 중량은 2014년에 55kg, 2017년에 62.5kg으로, 제 체중인 53.5kg의 117%에 해당합니다.

변화 6-최대 산소 섭취량 증가

서울과학기술대학교 스포츠과학과 생리학실험실의 이탈리아 코스메드(COSMED) 사의 트레드밀에서 변형된 브루스 프로토콜이라는 방식으로, 2015년 10월과 3년 뒤인 2017년 12월에 최대 산소 섭취량을 측정했습니다.

심박수

심박수는 보통 1년에 1회씩 줄어든다고 하나 저의 경우 측정 시간의 차이에서 오는 심박수의 차이로 2년간 큰 변화는 없었습니다.

환기량, 산소 섭취량, 가스 배출량, 환기당량

모든 항목에서 2년간 큰 차이가 없습니다.

호흡 교환율

이산화탄소 생성량과 산소 섭취량 사이의 비율을 호흡 교환율이라고 합니다. 칼로리 소비에 사용되는 지방이나 탄수화물 기여도를 평가할 때 사용하는 지표입니다. 세포에서는 탄수화물이 분해될 때 6개의 산소를 소비하고 6개의 이산화탄소를 생성하는 데 비해, 지방이 분해될 때에는 약 23개의 산소를 소비하고 16개의 이산화탄소를 생성합니다. 순수한 탄수화물이 분해될 때에는 호흡 교환율이 1.0을 나타내고, 지질이 분해될 때에는 0.7을 나타냅니다. 이 지표가 1 이상을 나타낸다면, 인체에 산성량이 증가해 산을 완충하기 위해 추가로 이산화탄소를 배출한 것으로, 피로가 축적된다는 의미입니다. 1.1이 넘어간다면 운동을 중단해야 할 정도는 아니더라도 최대 운동 능력까지 왔다는 의미라고 볼 수 있습니다. 저의 경우 이 지표는 0.88과 0.95로 모두 1 이하에서 큰 차이 없이 안정적입니다.

최대 산소 섭취량

운동 강도를 증가시키면 산소 섭취량도 증가하나, 한계점에 이르면 운동 강도를 증가시켜도 산소 섭취량이 증가하지 않는 현상이 나타납니다. 이 지점이 산소 섭취량의 최고 수준으로, 최대 산소 섭취량이라고 합니다. 최대 산소 섭취량은 체중을 비롯한 체격과 관련성이 높기 때문에 체중 1kg당 산소 섭취량을 이용하여 상대적으로 평가합니다.

남성의 연령별 최대 산소 섭취량			
연령대	높다	보통	낮다
20대	51.1 이상	37.9–51.0	37.8 이하
30대	47.8 이상	37.2–47.7	37.1 이하
40대	43.3 이상	30.1–43.2	30.0 이하
50대	38.1 이상	28.7–38.0	28.6 이하
60대 이상	31.1 이상	24.0–31.1	24.0 이하

최대 산소 섭취량 측정			
항목 | 측정일시	2015년 10월	2017년 12월	단위
최대하 심박수(HR)	146	152	횟 수
환기량(VE)	53.5	56.2	L/min
산소 섭취량(V_{O_2})	2218	2186	mL/min
가스 배출량(V_{CO_2})	1956	2018	ml/min
호흡 교환율	0.88	0.95	V_{CO_2}/V_{O_2}
환기당량	24.1	25.7	VE/V_{O_2}
최대 산소 섭취량	40.32	40.86	mL/min/kg

위 자료에서처럼 60대 이상 남성의 최대 산소 섭취량이 31.1이상
이면 높은 편에 속합니다. 제 경우 2015년에는 40.32 mL/min/kg,
2017년에는 40.86mL/min/kg으로 상당히 높은 수준임은 물론, 2년
동안 줄지 않고 오히려 소폭 증가하기도 했습니다.

변화 7-평형성 상승

몸의 균형을 잘 잡는지 여부를 측정해보는 것도 신체 나이를 판단
하는 방법 중 하나입니다. 그중 대표적인 측정 방법이 '한쪽 다리

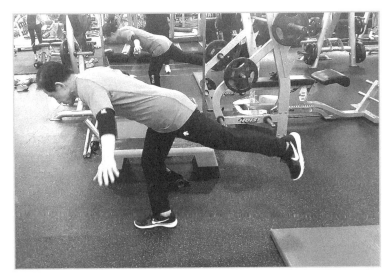

몸의 평형성을 알아보기 위한 한쪽 다리로 서기 자세

로 서기'입니다. 위의 사진에서처럼 한 발로 서서 상체를 적당히 앞으로 숙이고 다른 한발은 가급적 뒤로 곧게 뻗어, 균형을 잡고 견딜 수 있을 때까지의 시간을 측정합니다. 균형 감각과 다리 근력을 키우는 데 효과적인 자세이기도 합니다.

6개월간의 변화

2015년 1월부터 6월까지 연습 결과는 표에서처럼 좌측 발은 1월 평균 74.5초에서 매월 증가하여 6월 평균 121.83초로 63.53% 증가했고, 우측 발은 1월 평균 80.62초에서 6월 평균 123.58초로 53.29% 증가했다.

3년간의 변화

같은 방식으로 연간 추이를 보면 지속적으로 연습한 2015. 1월에서 2015년 6월까지의 기간에는 좌·우측 발 각각 63.52%, 51.86% 증가했으나, 연습을 소홀히 한 2015년 하반기에는 각각 12.40%, 17.07% 감소했고, 다시 시작한 다음 해부터는 꾸준히 증가하여 좌우 각각 133초, 135초까지 증가하고 있습니다.

02

일흔 살 이후 나의 운동법

운동과 건강의 관계를 공부하기 시작한 뒤로 저는 필요한 운동, 맞는 강도 등을 스스로 정해 나갔습니다. 지금은 매일 규칙적으로 운동하는 것은 물론, 프로그램을 구성해 유산소운동과 저항성운동 간 균형도 지키며 또 적당한 수분 섭취도 잊지 않습니다. 제일 기본이 되는 것이 수분 섭취입니다. 운동이 중요하다는 사실은 알아도, 막상 수분 섭취가 부족해 건강을 해치는 경우가 많다는 사실을 모르는 이들이 많습니다.

제가 고령자를 위한 운동 강의를 나가면서 깨달은 것 중 하나도 노인들이 생각보다 수분을 많이 섭취하지 않는다는 사실입니다. 목이 마르지 않아도 꾸준히 체내에 수분을 섭취해둬야 합니다. 그래야 운동을 할 때 근육에 미치는 피로도 감소하고 전체적인 생리 기능이 원활하게 돌아가니까요.

🏊 운동보다 더 중요한 수분 섭취

체수분이 감소해 생기는 노화 증상은 다양합니다. 각종 매스컴에서도 수분 보충의 중요성을 강조하고 있지요. 체내 총수분량의 2%를 소실하면 신체는 갈증을 느낍니다. 이때는 바로 물을 섭취하면 빠른 회복이 가능합니다. 그러나 수분량의 4% 정도를 잃으면 근육이 피로를 느끼고 지구력이 급격히 저하하는 현상이 나타납니다. 탈수가 진행되어 체내 총수분량의 12%가 사라지면 외부 기온에 대해 신체가 적응 능력을 상실하여 무기력 상태에 빠집니다. 이때는 단순히 물을 마시는 것만으로는 체내의 수분 균형을 되찾기 힘들어집니다.

보통 하루 평균 2리터 정도의 수분을 보충해야 한다는 사실은 모두가 알고 있습니다. 그러나 막상 실천하기가 어려운 것도 또한 사실입니다. 저는 우선 생수 성분을 제외한 수분 섭취를 제한합니다. 그 외에도 수분 섭취에 대한 저만의 기준 몇 가지를 정해두었습니다.

첫째, 국물류는 먹지 않습니다.

우리 음식에는 외국 음식과 달리 국, 찌개, 라면 국물, 냉면 국물 등 비생수 성분인 수분이 너무 많습니다.

둘째, 비생수 성분의 음료수 섭취를 줄입니다.

아시는 바와 같이 커피, 탄산음료, 기타 등등 음료수는 셀 수 없을 정도로 많지요. 저는 심혈관 질환 예방에 좋은 커피는 적당량을 마시지만 다른 음료수는 입에 대지 않습니다.

셋째, 마지막으로 가장 중요한 것은 생수 마시기입니다.

매일 생수 2리터를 마시기란, 말처럼 쉽지 않습니다. 하루 이틀도 아니고 십 년, 이십 년을 그렇게 할 수 있을까요? 지속적인 운동을 하지 않으면 어려운 일입니다.

저는 매일 아침 조깅 전후에 500ml 생수 한 통 반을 마시고, 오후 근력운동 전후에 또 한 통 반을 마십니다. 한 통은 항상 가지고 다니면서 수시로 목을 축입니다. 그래서 하루 2리터의 생수 마시기를 습관이 되도록 만들었습니다.

운동을 하면 자연히 목이 마르게 됩니다. 각자 생체 수준이 다르기 때문에 어느 정도의 수분 섭취가 적당한지는 사람마다 다르지만, 움직임이 적다면 적은 만큼 갈증도 생기지 않습니다.

저는 한때 골프를 좋아하여 한 달에 몇 번씩 골프장에 나가곤 했습니다. 나인홀을 거의 뛰다시피 라운딩 한 뒤에는, 운동 후의 생맥주 한 잔이 주는 즐거움 때문에 물 대신 시원한 맥주로 갈증을 풀었습니다. 몸에 심각한 독이 되는 행동이었다는 사실은 나중에 운동 공부를 한 뒤에야 알았습니다. 해외여행 중 일어났던 협심증의 원인도 수분 부족 때문이었음을 나중에 짐작할 수 있었습니다. 혈액이 끈끈해지면 혈류에 영향을 미칩니다. 협심증으로 인해 졸도해본 뒤로 처방약도 꾸준히 복용하지만, 매일 적당량의 물을 마시려는 노력에 가장 최선을 다하고 있습니다.

🏊 살 빠지는 유산소운동, 근육 키우는 저항성운동을 동시에

운동은 크게 유산소운동과 무산소운동으로 나뉩니다. 그중 유산소운동은 몸 안에 최대한 많은 양의 산소를 공급함으로써 심장과 폐의 기능을 향상시키는 전신운동입니다. 유산소운동을 꾸준히 하면 심장과 폐의 기능이 향상되고 혈관 조직이 강해지는 효과로 이어집니다.

유산소운동으로는 걷기, 달리기, 자전거 타기, 저·중강도의 구기운동 등이 대표적입니다. 계절이나 장소에 관계없이 동일 시간대, 동일 부하의 조건을 만족시키고 장기적인 운동 효과를 측정할 수 있는 방법은, 트레드밀 위에서의 조깅이 가장 적합합니다.

유산소운동의 운동 강도 설정에는 다양한 방법이 있지만, 최대 산소 섭취량에 의한 방법은 적용하기가 쉽지 않으니, 최대 심박수를 기준 삼아 목표 심박수를 정한 뒤 운동 강도를 설정하는 것이 좋습니다.

예를 들어 현재 나이 77세, 최대 심박수는 153[207 − (77세 × 0.7)], 목표 심박수를 최대 심박수의 90%로 가정하면 137.7(153 × 90%)이라는 숫자가 나옵니다. 운동 부하의 수준은 그 이하에서 결정하는 게 좋겠지요.

제 경우 신체적 사정을 고려하고, 점진성 원리를 적용하여 다음과 같은 운동 처방을 내렸습니다.

준비운동

먼저 심박수를 측정하고(안정시 심박수) 5분간 준비운동을 하는데, 5.2km/h, 5.4km/h, 5.6km/h, 5.8km/h, 6.0km/h를 순차로 1분간씩 실시합니다.

본운동

심박수를 측정하고(스타트 심박수) 35분간 본운동을 시작하는데, 첫 10분간은 걷기와 속보로 6.1km/h에서 7.0km/h까지 각각 1분간씩 실시하고, 다음 10분간은 7.1km/h에서 7.5km/h까지 각각 2분간씩 조깅하고, 마지막 15분은 7.6km/h에서 8.0km/h까지 각각 3분간씩 달리기를 합니다.

정리운동

심박수 측정기를 끄고 5분간 정리운동을 합니다. 정리운동은 걷기 속도를 처음에는 7.2km/h에서 시작해 6.4km/h, 5.6km/h, 4.8km/h, 4.0km/h로 점점 낮춰가며 각각 1분씩 호흡을 고르는 방식입니다. 심박수 측정기를 보고 최고 심박수와 평균 심박수를 확인한 뒤 다시 심박수(운동 후 심박수)를 측정합니다.

제 경우 운동은 항상 아침 6시에서 8시 사이에 규칙적으로 하고 있습니다. 시간차에 의한 오류를 방지하는 것은 물론 이른 시간 운동한 덕분에 아침 식사도 맛있게 할 수 있습니다.

주 3회의 유산소운동은 가급적 월, 수, 금요일에 실시하며, 3~5분 간격으로 1~1.5리터의 물을 보충해 갈증에 대비합니다.

본격적으로 운동을 기록하기 시작한 2014년 8월부터 현재까지 운동 프로그램대로 움직여, 거의 100% 달성률을 보이고 있습니다. 덕분에 건강 상태도 양호해졌는지 아직까지 몸이 아파서 운동을 중단한 적은 없습니다.

저항성운동의 모든 것

저항성운동은 운동 프로그램의 원리와 F.I.T.T(빈도·강도·유형·시간) 원칙에 따라 작성했습니다. 그 외에 다양한 운동 프로그램 관련

서적을 참고했고, 여기에 더해 개인의 신체 조건과 환경 요인을 고려하여 다음과 같은 운동 수칙도 정했습니다.

- 조깅은 아침에 하고 근력운동은 오후에 한다.
- 주 6일간 근력운동을 하고 일요일은 휴식한다.
- 하루에 대근육군 하나 소근육군 하나씩 군별로 2~3종목을 운동한다.
- 운동량은 1~2시간으로 하며 2시간을 초과하지 않는다.
- 운동 중에 1~1.5리터의 생수를 마신다.
- 운동 후에는 간단한 샤워 정도로 끝낸다.
- 한 종목당 20분을 초과하지 않는다.

운동 종목은 대개 피트니스 센터에서 덤벨이나 그 외 기구를 이용해서 하는 운동의 이름입니다. 운동에 따라 근육 부위마다 미치는 영향이 다르기 때문에, 대략의 운동 종목 이름과 그 운동이 어떤 근육을 단련시키는지 알아두는 것도 유용합니다. 매일 모든 근육운동을 다 하는 것은 아닙니다. 요일을 정해놓고 여러 부위의 근육운동을 고르게 할 수 있도록 프로그램을 구성하는 편이 좋습니다.

운동 종목

부위별 종목

ㅣ가슴 운동ㅣ 벤치 프레스(Bench Press), 체스트 프레스(Chest Press), 인클라인 덤벨 프레스(Incline Dumbbell Press), 버터플라이(Butterfly), 밴드플라이(BandFly), 푸시 업(Push Up)

ㅣ어깨 운동ㅣ 숄더 프레스(Shoulder Press), 오버헤드 덤벨 프레스(Overhead Dumbbell Press), 바 업라이트 로(Bar Upright Row), 프론트 레이즈(Front Raise), 오버헤드 바벨 프레스(Overhead Barbell Press), 덤벨 레이터럴 레이즈(Dumbbell Lateral Raise)

ㅣ등 운동ㅣ 랫풀 다운(Latpull Down), 풀 업(Pull Up), 벤드 오버 덤벨 로(Bend-Over dumbbell Row), 바벨 로(Barbell Row), 머신 미드 로(Machine Mid-Row)

ㅣ다리 운동ㅣ 레그 프레스(Leg Press), 레그 익스텐션(Leg Extension), 레그 컬(Leg Curl), 덤벨 런지(Dumbbell Lunges), 스트레이트 레그 데드 리프트(Straight Leg Dead Lift), 바벨 스쿼트(Barbell Squat)

ㅣ팔 운동ㅣ 바벨 오버헤드 익스텐션(Barbell Overhead Extension), 밴드 프레스 다운(Band Press Down), 체어 딥(Chair Dip), 덤벨 오버헤드 익스텐션(Dumbbell Overhead Extension), 킥 백(Kick Backs), 덤벨 컬(Dumbbell Curl), 바벨 컬(Barbell Curl), 바이셉스 컬(Biceps Curl), 콘센트레이션 컬(Concentration Curl)

| 복부 운동 | 싯 업(Sit UP), 시티드 니 업(Seated Knee Up), 레그 레이즈(Leg Raise), 바이시클 크런치(Bicycle Crunch), 레그 업 크런치(Leg Up Crunch), 코어 크런치(Core Crunch), 익스터널 앱더멘 크런치(External Abdomen Crunch)

요일별 종목

● 월요일

| 어깨 운동 | 숄더 프레스, 오버헤드 덤벨 프레스, 바 업라이트 로

| 다리 운동 | 레그 프레스, 레그 익스텐션, 레그 컬

● 화요일

| 가슴 운동 | 벤치 프레스, 체스트 프레스, 인클라인 덤벨 프레스

| 삼두근 운동 | 바벨 오버 헤드 익스텐션, 밴드 프레스 다운, 체어 딥스

● 수요일

| 등 운동 | 랫풀 다운, 풀업, 벤드 오버 덤벨 로

| 이두근 운동 | 덤벨 컬, 바벨 컬, 바이셉스 컬

● 목요일

| 어깨 운동 | 프론트 레이즈, 오버헤드 바벨 프레스, 덤벨 레이터럴 레이즈, 바 업라이트 로

| 다리 운동 | 덤벨 런지, 스트레이트 레그 데드 리프트, 바벨 스쿼트

● 금요일

| 가슴 운동 | 버터플라이, 벤치 프레스, 인클라인드 푸시 업

| 삼두근 운동 | 체어 딥, 덤벨 오버헤드 익스텐션, 킥 백

● **토요일**

| 등 운동 | 바벨 로, 머신 미드 로, 벤드 오버 덤벨 로

| 이두근 운동 | 덤벨 컬, 바벨 컬, 콘센트레이션 컬, 바이셉스 컬

운동 방법

① 부위별로 2~3개 종목씩 한 시간 이내에 하고 전체를 2시간 이내
  에 마친다.

② 모든 종목은 가장 낮은 단위로 10~20회 한 세트 실시하고 1RM
  의 40~50%를 10회 2세트, 60% 10회 2세트, 70% 10회 2세트,
  80% 10회 2~5세트, 마지막 40%를 10회 한 세트 실시한다.
  1RM의 60%까지는 속도를 가급적 빨리한다.

③ 운동 강도는 1RM의 80%로 10회 실시가 가볍다고 느껴질 때 운
  동기구의 차상위 무게를 5회 이내에서 며칠간 실시하고 적응이
  되면 RM을 조정한다.

④ 운동 종목과 종목 사이의 휴식 기간은 1~3분으로 하는데, 젖산
  에 의한 피로가 누적되지 않는 범위에서 가급적 짧게 조정한다.

⑤ 준비운동과 정리운동은 필수적으로 실시하되 본운동에 지장을
  주지 않도록 가급적 각각 5분 이내로 한다.

그 밖의 운동
----

① **복근 운동** : 유산소운동을 하지 않는 아침에는 싯 업, 시티드 니 업, 레그 레이즈, 바이시클 크런치, 레그 업 크런치, 코어 크런 치, 익스터널 앱더먼 크런치 등을 주 2회 정도 한 시간 이내로 실시한다.

② **유연성 운동** : 유연성 운동만 별도로 하지는 않는다. 단 수시로 스 트레칭을 겸하여 실시했다.

③ **평형성 운동** : 평형성 운동은 싱글 레그 데드 리프트를 주운동으로 하며 왼발, 오른발을 각각 2~3회 주 1회 실시한다.

WORK OUT PLAN

Date: 2018 . 7. 18. ~ ...

Date	Part	Item	Time	Intensity	strength
	Shoulder	sholder press			before
		m/c press			
		front raise			after
	Leg	leg press			
		leg ext. curl			
		INNER Thigh			53.8 kg
	Chest	bench press			before
		pecfly			
		chest press			after
	Triceps	arm ext			
		chair dip			
		seated dip			54.0 kg
	Back	pull-down Row			before
		dumbbell Row			
		bar bell Row			after
	Biceps	arm curl			
		dumbbell curl			kg
	Jogging 1	before start avg high after km min			
	Jogging 2	before start avg high after km min			
	ABS	AB cots chamch			
		Sit up			
		seated knee up			
		leg up chamch			
					kg
		Back stretch			

2018년 7월의 운동 일지

운동만큼이나 중요한 건강 식단

건강하게 살아가려면, 신체 건강 유지와 일상생활을 영위하는 데 필요한 적절한 에너지 공급이 필수입니다.

앞서 살펴본 바와 같이, 규칙적인 운동을 하면 신체에 긍정적인 변화가 일어나 체지방량은 감소하고, 근육량과 골밀도 증가 등의 효과가 나타납니다. 그리고 유산소운동 능력과 활동 체력도 강화됩니다. 그러나 적절한 영양 공급이 전제되지 않은 운동은 효과도 없을뿐더러, 오히려 몸을 해치는 부작용을 가져올 수도 있습니다. 그러니 영양 섭취를 어떤 방법으로 하느냐에 따라 운동의 궁극적인 성공 여부가 결정된다고 해도 과언이 아닙니다.

영양소는 일차적으로 연료를 공급하여 운동에 소요되는 에너지를 제공하고, 원재료를 공급해 신체 변화를 가능하게 합니다. 다양한 연구 결과를 보면 체중 조절을 위해 운동하는 경우에는 무엇보다 식단 조절이 중요하다는 사실을 알 수 있습니다.

다이어트에 의한 체중 감량의 경우 75%의 지방 감소와 25%의 근육량 감소가 일어납니다. 따라서 일차적으로는 다이어트의 영양소 균형이 중요하며, 이차적으로 유산소운동이든 저항성운동이든 또는 두 가지 운동 모두 병행할 때든, 근육량 감소가 없는 다이어트에 성공할 수 있다고 합니다. 따라서 먼저 체성분 분석표를 통해 자기 신체의 특성을 파악한 뒤 매일 섭취하는 음식물의 특징을 이해하고, 각자 몸에 맞는 식단을 구성해야 합니다.

탄수화물, 단백질, 지방은 물론 식이섬유가 풍부한 과일, 채소 등도 골고루 섭취해야 합니다. 그 외 나이가 들어갈수록 적절한 영양제 보충, 신선한 물 마시기 등이 건강 식단의 필수 요소입니다.

건강을 위한 영양소 섭취 방법

하루 식단표를 짜려면 우선 자신의 일일 소비 열량을 알아야 합니다.

에너지대사량의 계산

① **기초대사량** : 정상적인 신체 기능과 체내 항상성을 유지하고 자율 신경계의 활동을 위한 최소한의 에너지, 즉 생명을 유지하는 데

필요한 에너지 소비량을 뜻합니다.

- 계산 방법 : 해리스 베네딕트(Harris- Benedict)공식

  - 남성 66.473+13.751(체중)+5.003(신장)−6.755(나이)

  - 여성 655.095+9.563(체중)+1.849(신장)−4.675(나이)

② **운동 대사량** : 인체의 기본 대사 외에 신체 활동을 위해 사용되는 에너지, 즉 의식적인 근육 활동에 사용되는 에너지로, 중간 강도의 활동을 하는 경우 총에너지 소비량의 30~40% 정도입니다.

③ **식사성 열발생 에너지** : 식품의 소화 · 흡수 · 대사 · 이동 · 저장 및 이 과정에서 자율신경계의 활동 증진 등에 기인하는 에너지로, 섭취 에너지의 약 10% 정도입니다.

④ **적응 대사량** : 여러 스트레스 상황에서 자율신경과 호르몬 변화에 따라 열 발생이 증가하여 소모될 수 있는 에너지로, 총에너지 소비량의 약 7%이나 필요량 계산에서는 포함하지 않습니다.

기초대사량은 체성분표에 나와 있는데, 서울대학병원에서 측정한 X−SCAN에 의하면 저의 기초대사량은 950~1,000Kcal 정도입니다. 제 기초대사량을 해리스 베네딕트 공식으로 계산하면,

- 계산 예: 연령 77세, 체중 54kg, 신장 158cm

- 기초대사량: 66.473 + 13.751(54) + 5.0033(158) = 6.755(77) + 1,080kcal

- 총에너지 사용량은 기초대사량(1,080) + 운동 대사량 40% 적용 (432) + 식사성 에너지(150)=1,662kcal가 됩니다.

영양소의 구성 비율

에너지를 구성하는 영양소의 섭취 비율은 각 개인의 신체 조건에 따라 다릅니다. 다만 보건복지부가 2015년 기준으로 발표한 한국인 영양소 섭취 기준에 따르면 탄수화물 55~65%, 단백질 7~20%, 지방 15~30%로, 비율로 보면 60 : 15 : 25 정도가 우리나라 사람들의 평균 영양 섭취 현황이라고 짐작할 수 있습니다. 이런 패턴은 2011년도에 조사한 국민건강 영양 조사의 한국인 섭취 실태에도 탄수화물 65.8%, 단백질 14.6%, 지방 19.6% 비중으로 나타납니다. 탄수화물 영양 섭취가 가장 높아, 탄수화물 의존형이라고 할 수 있습니다.

반면 미국은 다릅니다. 미국 농무성이 발표한 미국인들의 영양 섭취 비율은 탄수화물 45~65%, 단백질 10~35%, 지방 25~35%입니다. 존스홉킨스대학 보건대학원이 추천한 영양소 비율은 탄수화물 48%, 단백질 25%, 지방 27%입니다.

자료를 비교해보면 현재 우리나라 사람들의 식단에서 탄수화물이 차지하는 비율은 다른 나라에 비해 약 10%가량 높습니다. 탄수화물 섭취 비중을 줄이고 양질의 단백질과 지방 섭취를 늘릴 필요가 있다는 이야기입니다.

단백질은 체중 1파운드당(1파운드는 약 0.45kg입니다) 4g, 지방은 총 열량의 15%, 나머지는 탄수화물로 섭취하는 것이 이상적이라고 합니다. 예를 들어 150파운드의 남성의 총에너지 소모량이 2000kcal라 하면 단백질 150g×4＝600kcal, 지방 2,000×15%＝300kcal, 나머지는 탄수화물 1,100kcal의 식단을 구성할 수 있습니다. 이를 탄수화물, 단백질, 지방 순의 비율로 보면 55:30:15로, 단백질 섭취 비율이 30%가 됩니다.

즉 우리나라 사람들의 식단은 주로 탄수화물 의존형인데 비하여 서양인은 단백질 의존형이라 할 수 있습니다.

다만 유의할 점은 산출 열량보다는 약간 줄여서 식단을 구성해야 한다는 것입니다. 경험에 의하면 식단보다 더 많은 에너지를 소비할 경우 추가 열량을 섭취하면 되지만, 식단보다 더 많은 열량을 섭취했을 때는 체중이 증가하기 때문입니다.

식품별 구성비

우리가 섭취하는 음식물의 영양소 구성비를 나타낸 영양 성분표를 보면, 탄수화물 위주의 곡류에는 지방이 거의 없고, 역시 육류와 생선류 음식에 단백질과 지방이 풍부합니다.

음식마다 성분은 각기 달라, 닭가슴살은 지방이 전혀 없는 반면 고등어 같은 등푸른 생선은 단백질과 지방이 모두 풍부합니다.

견과류는 모든 영양소가 골고루 많이 포함되어 있으나 지방 비율

품목	단위	Kcal	탄수화물g	단백질g	지방g
현미밥	210g	351	78.3	6.9	0.4
백미밥	210g	320	69.7	6.3	0.2
식빵	100g	293	54.4	9.0	4.0
잡곡 식빵	100g	264	52.7	8.4	2.2
닭가슴살	100g	102	0	23.3	0.4
돼지고기	100g	241	0.4	17.8	17.5
소고기	100g	190	13.1	19.3	11.3
구운 가자미	100g	144	0.2	26.6	3.3
갈치	100g	192	0.1	25	10
구운 고등어	100g	271	0.4	25.8	17.1
삶은 달걀	100g	155	1.1	12.6	10.6
배추김치	100g	25	4.4	1.4	0.2
두부	80g	70	0.6	6.1	4.7
콩나물	100g	52	2.0	3.4	3.4
시금치 나물	100g	82	4.0	4.0	5.4
사과	100g	49	13.1	0.2	0.1
바나나	100g	80	21.2	1.0	0
잣	100g	640	17.6	15.4	61.5
호두	100g	663	12.6	15.4	66.7
요구르트	65g	45	10	1.0	0
커피 원두액	100g	4	0.5	0.3	0.1
보충제	40g	155	19	15	2

식품 영양 성분표

이 높아, 지나치게 많이 먹으면 오히려 몸에 해로울 수도 있습니다.

커피를 좋아하는 사람들이 늘고 있으나 커피 원두는 영양학적으로 별 의미가 없습니다.

식이섬유를 섭취하려면 도정하지 않은 곡류를 먹는 것이 좋습니다. 도정하지 않은 곡류는 도정 곡류의 약 2배가량이나 되는 식이섬유를 함유하고 그 외에 여러 무기질까지 포함하고 있어, 현미밥이나 통곡류의 식빵이 건강에 이롭다는 것입니다.

과일류는 과육보다 껍질에 식이섬유가 많습니다. 보통 유자의 경우 과일 전체에는 7.9g의 식이섬유가 있지만 과육에 함유된 식이섬유는 3.6g뿐입니다.

운동을 하는 경우에는 운동과 식사 시간의 차이가 길어질 수 있어 약간의 보충제 섭취를 하기도 합니다. 단 보충제는 신중하게 선택해야 합니다.

나에게 맞는 식단 짜기

식단을 짤 때 고려할 사항은 먼저 하루의 식사 횟수를 정하는 것과 식사 때의 영양소별 열량 섭취 비중입니다.

제가 어렸을 때만 해도 아침을 든든하게 먹어야 하루를 잘 견딘다고들 했습니다. 그만큼 아침의 에너지 섭취가 하루 활력을 좌우하던 때이고, 또 그때는 건강을 위해서가 아니라 생존을 위해 배가 든든하도록 먹는 것을 중시하기도 했습니다. 지금은 꼭 하루 세끼를 먹어야 한다기보다는, 신체 상태에 따라 한 끼만 먹으라는 학자도 있고 다섯 끼로 나눠 먹으라는 사람도 있습니다.

저는 새벽에 꼭 조깅을 하기 때문에 아침 식사를 든든히 챙겨 먹습니다. 오후에는 체육관 운동이 하루 일과라 점심 식사도 식단을 조정해 먹고요. 운동한 뒤 에너지 섭취도 필요해 저녁도 거르지 않습니다. 결국 하루 세끼를 먹는 것으로 식단 조절을 합니다.

같은 세 끼라도 아침에는 식사량을 줄이는 것이 하루 영양 균형을 유지하는 데 도움이 된다고 하지만, 저는 제 신체 리듬에 맞추기 때문에 하루 세 끼의 영양 비율에 의도적인 차이를 두지 않고 있습니다.

식단의 영양소 비율

영양소 섭취 비율은 각자 사정에 따라 구성해야 합니다. 저는 체육학을 전공하는 입장에서 근육을 키울 필요는 있지만, 그렇다고 단백질만 섭취하는 식으로 식단을 짜지는 않았습니다. 그보다는 탄수화물 50%, 단백질 30%, 지방 20%를 기본으로 하여 식단을 구성해 사용한 지 현재 4년가량 됩니다.

식단 만들기의 방향

식단을 짜는 기본 방향으로 몇 가지 원칙을 정했는데,

① 식사 순서는 과일, 야채, 단백질 음식, 지방질 음식, 탄수화물 음식 순으로 먹는다. 반대 순서로 먹으면 과일과 야채 섭취가 부족할 수 있기 때문이다.

② 커피 말고 다른 음료수는 마시지 않는다.

③ 국물류를 먹을 때는 젓가락을 사용한다.

④ 탕류는 먹지 않는다.

⑤ 적당한 보충제를 추가로 섭취한다.

⑥ 식사 시간은 8시, 12시 반, 18시를 기준으로 한다.

⑦ 기타 보충제를 섭취한다.

　체중 조절용 조제식품으로 시니어밀플러스를, 비타민 C를 일일 3000mg, 비타민 D + 칼슘보충제를 일일 500mg, 오메가3를 일일 2000mg, 기타 형편에 따라 보충제를 추가한다.

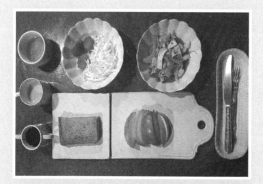

아침은 닭가슴살과 잡곡 식빵을 기본으로 한다.

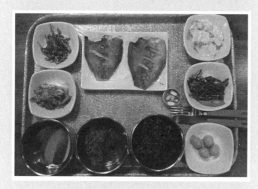

점심은 현미밥과 달걀, 생선을 기본으로 한다.

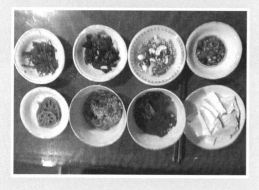

저녁은 운동 후 종합 보충제를 섭취하고, 식사는 현미와 두부를 위주로 하고 식사 후 견과류를 적당량 먹는다.

1670Kcal 기준 식단

	품목	단위g	Kcal	탄수화물	단백질	지방
아침	원두커피	100	4	0.5	0.3	0.1
	닭가슴살	130	133	0	32.4	0.5
	과일	200	104	24.5	0.5	0.4
	야채	128	52	11.2	1.1	0.3
	잡곡 식빵	38	97	17.2	2.0	2.0
	요구르트	65	45	10	1.0	0
	치즈	18	00	1.0	3.0	5.0
	합계	**676**	**495**	**64.4**	**40.3**	**8.3**
중식	삶은 달걀	60	81	0.7	9.1	4.6
	과일	120	60	14.4	0.3	0.2
	현미밥	100	167	38.2	3.3	0.2
	야채	128	52	11.2	1.1	0.3
	흰살 생선	124	160	0	32.5	3.4
	조미 김	10	19	2.1	2.3	0.1
	합계	**542**	**539**	**66.6**	**48.6**	**8.8**
석식	현미밥	100	167	38.2	3.3	0.2
	야채	128	52	11.2	1.1	0.3
	두부	85	90	6.0	12	2.0
	견과류	20	124	2.6	2.2	11.6
	보충제	53	203	25	20	2.5
	합계	**386**	**636**	**83**	**38.6**	**16.6**
총계			1,604	214 g	127.5g	33.7g
Kcal				1,670	856	510	304
%				100	51.3%	30.5%	18.2%

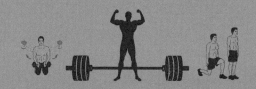

적절한 유산소운동과 고강도 저항성운동을 병행하면서
제 신체 기능은 향상되기 시작했습니다.
그러나 강도 높은 운동을 하는 저를 본 주변에서는
나이 든 사람이 그렇게 무리해서 운동하면
안 된다고 걱정하기도 합니다.
그러나 사실은 다릅니다.
노인을 위해 고강도 저항성운동은 필요하다는 것이
이미 과학적으로도 입증되었습니다.
다만 나이와 신체의 건강 상태에 맞게
적절한 운동 프로그램을 구성하는 것이 중요할 뿐입니다.

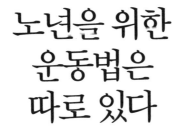

노년을 위한
운동법은
따로 있다

★ ★ ★

2
장

01

과학이 증명한 운동 효과

내가 직접 운동을 하면서 얻은 효과가 과연 다른 사람들에게도 나타날까?

저는 이론으로만 접하던 고령자의 저항성운동 효과를 직접 경험한 뒤, 실제 고강도 저항성운동이 노인들에게 어떤 영향을 미치는지 직접 실험해보기로 했습니다.

저처럼 70세를 넘긴 고령자가 덤벨을 들거나 벤치 프레스를 하는 등 강도 높은 저항성운동을 했을 때 체력이나 신체 기능에 어떤 변화가 일어나는지 알아보는 실험입니다.

⚡ 노화의 원인, 산화 스트레스를 낮추는 운동

우선 연구를 위해 참가자들을 모집하기로 하고, 수소문을 통해 경기도 광주시에 거주하는 평균 73.5세의 고령자 25명을 모았습니다. 근육이 피로해지면 발생하는 산화 스트레스나 항산화 효소의 활성화에 운동이 미치는 영향을 이번 실험에서 살펴보고자 했습니다. 산화 스트레스란 체내에 활성산소가 늘어나 생체 산화 균형이 무너진 상태를 말합니다. 활성산소는 노화와 질병의 원인 중 하나로 꼽히는 유해 산소로, 운동으로 인해 근육이 단련된다고 해도 체내 산화 스트레스가 높아진다면 건강에 무리가 갈 수 있습니다.

참가자 모두 정상적인 신체 활동을 하는 데 지장은 없지만, 실험 전까지 체계적인 운동 트레이닝 경험은 없었습니다. 건강 상태에 대한 자료는 경기도 광주시 소재 참조은병원에서 시행한 병원 소견서를 받았습니다.

참가자들은 지원자 표집 방식으로, 트레이닝 형태에 따라 콘트롤군, 저강도 운동군, 고강도 운동군으로 구분하여 처음에는 각각 10명으로 구성했지만, 실험 중 콘트롤군 참가자 가운데 3명, 저강도군 중 1명, 고강도군 중 1명이 평소 앓아왔던 와병으로 인해 중도 포기하면서 총 25명이 실험을 완료했습니다.

	(M±SD)		
	콘트롤군	저강도군	고강도군
	n=7	n=9	n=9
연령 (세)	73.99±7.92	74.03±4.70	72.64±5.83
신장 (cm)	163.46±2.78	164.52±6.31	166.45±7.49
체중 (kg)	67.17±5.74	66.20±9.49	72.13±6.99
BMI(kg/m²)	25.26±2.18	24.57±3.37	26.22±3.31

① **신장, 체중과 신체 구성** : 신장, 체중과 신체 구성은 경기도 광주시 소재 광주노인복지관에 있는 인바디430으로 측정.

② **활동 체력** : 상·하지 근기능과, 유연성, 민첩성 및 동적 평형성, 심폐 지구력, 신체활지수 등을 측정.

③ **산화도 검사** : 지질 과산화지표로 F_2-Isoprostanes, MDA, 항산화 효소로 SOD 활동량, GPx 활동량, 총항산화 능력(TAS) 등을 측정.

④ **혈액 채취** : 혈액은 12시간 이상 금식한 뒤 첫째 주 첫째 날 오전 한 차례 운동 전후 체육관에서 직접 두 번 채취한 뒤, 마지막 주 마지막 날 오전 한 차례 운동 전후 같은 방식으로 두 번, 이렇게 모두 네 번 채취.

실험자들과 함께 테스트에 돌입했습니다. 콘트롤군, 저강도 운동군, 고강도 운동군 등 3개 조에 맞는 운동 프로그램을 구성했습니다. 운동은 경기도 광주시 파발로에 있는 라이프타임체육관에서 2017년 6월부터 2017년 8월까지 2개월간 수행하여 시간과 운동 빈도, 운동 강도 등을 일정하게 조정하고, 운동을 하면서 몸에 나타나는 변화를 체크했습니다.

① **시간** : 준비운동과 정리운동을 포함해 본운동은 6개 종목을 3세트씩 수행, 한 시간 이내에 종료.

② **빈도** : 매주 월, 수, 금요일 주 3회 오전에 실시하며 총 8주간.

③ **운동 강도** : 1RM의 낮은 백분율 부하로 워밍업 세트 실시 후, 고강도 그룹은 1RM의 80% 강도로 3세트, 세트당 10회 반복을 기본으로 하고 40% 강도로 15회~20회 1세트 추가. 저강도 그룹은 40% 강도로 3세트, 세트당 10-15회를 수행하고 5주째부터 15~20회로 실시.

   콘트롤군은 운동 시작 첫날과 마지막 날에 함께 참가하고 8주 동안은 운동에 참가하지 않으면서 운동 일지를 작성하게 함.

④ **준비운동** : 목 스트레칭 두 타입, 어깨 스트레칭, 양손 뻗기 스트레칭, 허리 스트레칭, 다리 신근 스트레칭, 워킹 스커트 스트레

칭 등 7개 항목 총 5분~10분간 실시.

⑤ **정리운동** : 배부 스트레칭, 허리 굴근 스트레칭, 허리 신근 스트레칭, 대퇴 신근 스트레칭, 힙 스트레칭, 사이드 스트레칭, 누워서 뻗기 등 7개 항목 총 5분간 실시.

⑤ **본운동**

월요일 | 체스트 프레스, 버터플라이, 레그 프레스, 레그 익스텐션, 랫풀 다운, 트라이셉스 엑스트

수요일 | 숄더 프레스, 덤벨 프레스, 레그 프레스, 레그 엑스트, 덤벨 컬, 트라이셉스 엑스트

금요일 | 체스트 프레스, 버터플라이, 숄더 프레스, 랫풀 다운, 로로우, 바이셉스 컬

운동을 하면서 콘트롤군의 체중은 증가했습니다. 그 외 다른 운동군 참가자들의 체중은 감소했지만 통계적으로 보면 크게 의미 있는 차이는 아니었습니다.

체지방량은 모든 군에서 감소하는 것으로 나타났습니다. 특히 고강도 및 저강도 운동군 실험자들의 체지방량은 신체 변화가 감지되는 수치였습니다.

손의 쥐는 힘을 나타내는 악력이나 일어섰다 앉기, 윗몸 앞으로 굽히기, 2분 제자리걷기 등에서도 두 개 운동군에서는 서서히 변화가 일어나기 시작했습니다. 실험하는 동안 참가자들은 모두 만보계

를 착용하도록 했습니다. 실험하면서 보니 모든 참가자들의 걸음이 약 17.38% 증가한 사실도 알 수 있었습니다.

세포를 구성하는 물질 대부분이 지질인데, 독성 산소에 의해 공격을 받으면 산화되고 이를 지질 과산화라고 합니다. 과산화된 지질, 즉 과산화 지질은 또 다른 세포를 파괴하는가 하면, 끈적한 점성을 가지고 있어 혈관을 막히게 만드는 주범이기도 합니다. 그래서 노화 정도를 알아볼 때 지질 과산화 정도를 측정하는 것이 중요합니다. 그리고 지질 과사화로 인한 부신물 가운데 말론디알데히드(MDA)의 농도를 측정하면 과산화 지질의 변화를 알 수 있습니다.

8주간 운동을 실시한 뒤 그다음 날 한 차례 운동 후 MDA를 측정한 결과, MDA는 모든 군에서 증가했고 특히 콘트롤 운동군과 고강도 운동군에서 통계적으로 의미 있는 증가 추세를 보였습니다. 지질 과산화 지표인 F_2-Isoprostanes를 측정해보았지만 큰 변화는 없었습니다.

운동을 마친 뒤에 다른 수치도 점검해보았습니다. 항산화 효소인 SOD와 GPx, 총항산화 능력인 TAS 등의 변화입니다. 우선 SOD는 저강도 운동군에서는 의미 있는 차이가 없었지만, 고강도 운동군에서는 1.84U/mol에서 1.97U/mol로 7.07% 증가했음을 볼 수 있었습니다. 통계적으로 본다면 중요한 변화라고 할 수 있습니다.

항산화 효소인 GPx는 모든 군에서 중요한 변화가 나타났고, 총

항산화 능력은 콘트롤 운동군에서는 유의한 차이가 없었으나 저강도 운동군에서 18.27%, 고강도 운동군에서 40.91% 증가했음을 확인할 수 있었습니다.

결론부터 말하자면 남성 고령자가 유산소 및 저항성운동 등 프로그램에 따른 고강도 운동을 할 경우 총항산화 능력이 증가했습니다. 우선 8주간 운동을 한 참가자들은 운동 강도의 차이를 불문하고 활동 체력이 증가했습니다. 저항성운동이 활성산소의 발생을 증가시키는 측면도 있었지만, 항산화 효소의 활성도 동시에 늘어남에 따라 총항산화 능력이 증가했다는 데 주목해야 합니다. 노화를 촉진하는 산화 스트레스를 낮추는 데 적절한 운동이 치료 대안이 될 수 있다는 의미이기 때문입니다.

골밀도가 증가하는 운동

산화 스트레스 외에 나이가 들면서 나타나는 또 다른 변화 중 하나는 골밀도 감소입니다. 노화에 따른 어쩔 수 없는 변화라고 생각하는 게 일반적이지만, 운동으로 골밀도 감소 속도를 늦출 방법은 없을까요? 우선, 골밀도 감소 역시 노화에 따른 근력 저하가 원인인 경우가 많습니다. 근력이 낮아지면 근육량이 감소하면서 결과적으로 뼈에도 영향을 미치니까요.

저강도 및 고강도 저항성운동을 실시하여 골격근, 체지방률, 골밀도에 미치는 영향을 비교 분석하기 위해 다른 참가자들을 모아 연구를 해보기로 했습니다.

대상자는 필리핀 수도 마닐라에 거주하는 평균 58세의 남성들이었습니다. 체계적인 운동 트레이닝 경험은 없지만 마닐라에 소재한 헬쓰웨이병원 소견서를 통해 정상적인 신체 활동을 하는 데 지장이 없는 후보군임을 확인한 뒤 실험에 돌입했습니다.

트레이닝 형태에 따라 저강도 운동군과 고강도 운동군으로 구분하고 각각 9명씩 참가자들을 배치했습니다. 그러나 이번에도 역시 체력 검사 과정에서 1명이 자진 포기하고 1명은 병원 검사 과정에서 탈락, 또 다른 1명은 운동 프로그램을 수행하던 중 의사의 권고로 중도 포기하여 결국 15명이 프로그램을 완수했습니다. 물론 모든 검사 및 운동 프로그램 참가에 앞서 본 연구의 목적, 실험 내용과 절차, 예상되는 효과 및 잠재 위험 요소 등을 충분히 설명하고,

참가자들의 신체적 특징

	고강도 운동군	저강도 운동군
		(M±SD)
	n=8	n=7
연령 (세)	57.04±3.82	57.24±3.72
체중 (kg)	76.56±17.14	76.27±12.54
신장 (cm)	166.25±6.32	172.14±4.67
BMI (kg/m²)	27.6±5.4	25.7±3.6

측정 항목과 측정 방법

연구 전반에 대해 이해시킨 뒤 자발적으로 연구에 참여할 의사를 밝힌 대상자로 한정했습니다.

① **신장과 체중** : 신장과 체중은 병원에서 사용하는 일반 규격 체중계를 사용해 측정.

② **신체 구성** : 신체 구성 검사는 필리핀 수도 마닐라소재 병원에서 골밀도, 체지방률, 팔 근육량, 다리 근육량, 몸통 근육량을 첫 주와 마지막 운동 후 두 번 측정.

③ **활동 체력** : 근기능 측정을 위해 1RM을 조사. 바이셉스 컬, 벤치 프레스, 체스트 프레스, 레그 익스텐션, 레그 컬, 레그 프레스 등을 측정하는 방식으로 이뤄짐.

악력기를 이용하여 악력을 측정했고, 그 외에 덤벨 들기와 30초간 일어섰다 앉기를 측정. 윗몸 앞으로 굽히기로 유연성 측정과, 2.4m 왕복 걷기로 민첩성 및 동적 평형성도 측정해 항목에 포함.

단기간 운동으로도 향상된 신체 기능

골밀도 조사 연구는 마닐라에서 진행했습니다. 퀘손 시에 있는 BMI슬리머 월드 인터내셔널에서 2015년 9월부터 12월까지 석 달간 이어졌습니다. 준비 기간 1주에 더해 본운동 기간 12주로 전체 13주 기간 동안 진행된 연구 방식은, 앞서 경기도 광주시의 실험과 유사합니다.

본격적인 실험에 앞서 참가자들의 체력 변화를 점검하기 위한 데이터 측정도 빼놓지 않았습니다. 준비 기간 동안 건강진단, 적응운동, 1RM을 측정, 1RM은 첫 주 동안에 두 번 산정하여 더 높은 수치를 데이터로 남긴 뒤 7주째와 13주째에 다시 측정해 근력 변화를 측정하기로 했습니다.

① **시간** : 1시간을 기준으로 6개 종목을 3세트씩 수행하는 것을 기본으로 하고 준비운동과 정리운동을 별도로 실시.

② **운동 빈도** : 매주 월, 수, 금요일 주3회 오전 10시에 실시하며 총 12주간으로 계속.

③ **운동 강도** : 고강도 그룹은 1RM의 80%로 3세트, 세트당 8회 반복을 기본으로 하고 40% 강도로 15회~20회 1세트를 추가. 저강도 그룹은 40%강도로 3세트, 세트당 10~15회를 수행.

④ **준비운동**

　| **다이내믹 스트레치** |

스쿼트	8 reps
온몸 스트레칭(World's greatest stretch)	3reps/side
힙 모빌리티(Hip mobility (front &side))	4reps/side

| 액티베이션 운동 |

앞 플랭크(Front plank)	20seconds
글룻 브리지(Glute bridge)	20seconds

| 정리운동 | 정적 스트레칭(Static stretch)

등 아래 허리	2x15seconds
허벅지 뒷부분	2x15seconds
허벅지 앞 부분	2x15seconds
엉덩이 근육	2x15seconds
가슴	2x14seconds
흉추	2x15second
목	2x15 second

⑥ **본운동**

월요일 | 고블렛 스쿼트(Goblet Squats), 랫풀 다운, 데드 리프트, 벤치 프레스, 바이셉스 컬, 케이블 트리셉스 익스텐션

수요일 | 레그 프레스, 인클라인드 덤벨 프레스, 레그 익스텐션, 아놀드 프레스(Arnold Press), 레그 컬, 덤벨 로

금요일 | 스미스 스쿼트(Smith Squat), 랫풀 다운, 체스트 프레스, 바벨 로, 숄더 프레스, 프리치 컬

13주간의 운동 프로그램을 마친 뒤 참가자 15명 모두 근육량이 증가했습니다. 고강도 운동군은 3.75%, 저강도 운동군은 3.93%로 저

강도 운동군 참가자들의 근육량 증가가 조금 더 높긴 하지만, 두 그룹 모두 의미 있는 증가 추세를 나타낸 것입니다.

연구의 주요 목표 중 하나였던 골밀도(BMD) 역시 뚜렷한 변화가 나타났습니다. 골밀도는 고강도 운동군에서 1.94%, 저강도 운동군에서 2.22% 증가하며 통계적으로 의미 있는 변화를 나타냈습니다. 일반적으로 나이가 들면 골밀도는 으레 더는 좋아질 수 없다고 생각하지만, 운동 여부에 따라 다시 증가할 수도 있음을 보여준 결과입니다.

골밀도 증가 변화를 본 참가자들도 모두 실험 결과에 고무되어 보였습니다. 그리고 참가자들 모두 다른 부분에서도 건강 지표가 개선되었음을 두 눈으로 확인할 수 있었습니다. 특히 체지방량은 고강도 운동군에서 3.16%, 저강도 운동군에서 3.23% 감소했고 체지방률 역시 고강도 운동군에서 4.71%, 저강도 운동군에서 4.53% 감소해, 두 집단 모두 통계적으로 유의미한 차이를 보여주었습니다.

그 외 악력은 고강도 운동군에서 좌완악력 5.91%, 우완악력 6.86%, 저강도 운동군에서 좌완 악력 9.98%, 우완 악력 4.70% 증가했습니다. 덤벨 들기 횟수도 마찬가지였습니다. 고강도 운동군은 좌완 60.19%, 우완 65.93% 능력이 향상했고 저강도 운동군은 좌완 58.24%, 우완 62.09%의 상승 수치를 보여주었습니다. 고강도 운동군이 다소 높지만 두 수치 모두 건강 지표 개선이라는 목표

로만 따지면 단순한 변화가 아니라고 할 수 있습니다.

1RM 측정치의 경우, 1RM은 체스트 프레스, 벤치 프레스, 바이셉스 컬로 측정했고 세 부문 모두 13주간의 운동만으로도 효과가 여실히 나타났습니다. 특히 벤치 프레스 수치 차이는 컸습니다.

그 외 조사한 항목은 하체 근기능과 유연성, 민첩성 및 동적 평형성 등이 있습니다. 과연 결과는 어떻게 나타났을까요?

우선 하체 근기능을 조사하기 위해 실시한 30초간 일어섰다 앉기 운동을 통해 드러난 결과는 고강도 운동군 159.39%, 저강도 운동군 112.74% 능력 향상을 나타냈습니다.

나이가 들면서 가장 눈에 띄게 안 좋아지는 체력 악화 신호 중 하나가 바로 하체 근기능입니다. 몸은 쓰지 않는 만큼 퇴화합니다. 마찬가지로 유연성은 고강도 운동군 11.76%, 저강도 운동군에서 7.39% 증가했고, 민첩성 및 동적 평형성 역시 고강도 운동군 5.88%, 저강도 운동군에서 4.60%가량의 수치 변화를 보이며 능력이 향상되었음을 확인할 수 있었습니다. 수치만 보면 고강도 운동군이 저강도 운동군에 비해 더 나은 성과를 거두었다는 것도 알 수 있습니다.

1주간의 준비 기간을 제외하면 모두 12주간의 운동 프로그램을 실시한 것이니, 변화의 차이는 놀라운 결과입니다. 골밀도는 두 집단 모두 있는 증가 수치를 보여주었고, 체지방률 역시 두 집단 고르게 감소했으니 말입니다. 근기능과 유연성, 민첩성 그리고 동적 평형성 또한 작은 변화이기는 하지만 능력 개선 가능성을 보여주기도 했습니다.

조금 더 정밀하게 따져본다면, 운동 강도보다는 꾸준한 저항성 운동이 남성 고령자의 신체 구성이나 활동 체력에 분명히 영향을 미친다는 사실을 확인할 수 있습니다. 석 달간이라는 짧은 기간만으로도 이런 변화가 나타났으니, 지속적으로 운동을 실시한다면 그 결과는 더 좋아질 수 있겠지요.

02

운동의 시작은 내 몸을 제대로 아는 것부터

도대체 운동이 우리 몸에 어떤 영향을 미쳤기에 이런 변화가 나타났을까요?

변화의 원인을 알려면 무엇보다 우리 몸에 대한 이해가 필요합니다. 여기저기서 100세 시대를 준비하라며 다양한 정보를 쏟아내고 있지만, 몸에 대한 이해가 부족하다면 아무리 좋은 정보라고 해도 큰 의미가 없게 마련입니다.

저 역시 건강에 큰 이상이 생기기 전까지는, 나이 듦에 따라 나타나는 신체의 노화 현상을 당연히 여겼습니다. 몸에 좋다는 건강 보조제 한두 가지를 챙겨 먹는 것 말고는 건강한 몸을 만들기 위한 노력을 소홀히 했습니다. 그러다 건강의 소중함을 알게 되었고, 이대로 나이 들 수 없다는 각오를 하고 난 뒤 공부를 시작하게 된 것입니다.

체성분 분석표 읽기

제 주변에는 정기 건강검진을 받는 이들이 많습니다. 검진을 받고 난 뒤 검진표를 받아들고 의사의 진단에 따라 약을 챙겨 먹거나 운동을 하는 모습도 낯설지 않습니다. 건강에 대한 관심이 높아진 만큼 서로 모여 나누는 대화 속에서 혈압이나 혈당, 콜레스테롤 수치가 어떻다는 이야기를 자연스럽게 하는 것도 마찬가지입니다. 그러나 검진표에서 문제가 된다고 지적받지 않는 다른 항목에 대해서는 큰 관심을 두지 않습니다.

건강검진을 목적으로 병원을 가거나 운동을 하기 위해 체육관에 가면 가장 먼저 신체검사를 실시합니다. 보통은 생체 전기저항 분석법(BIA)으로 측정한 체성분 분석표인데, 여기에 우리 몸의 건강과 관련된 중요한 정보가 정말 많습니다. 그러나 직접적으로 질병과 관계있는 지수가 아니어서인지, 이 차트의 중요성에 대해 많이들 간과하는 경향이 있지요.

우리 몸은 인체의 3대 구성 요소인 근육, 지방, 뼈와 기타 내장 기관, 신경조직 등으로 구성됩니다. 성분으로 보면 수분, 단백질, 지방, 무기질 등으로 이루어져 있습니다.

분석 차트는 이러한 기본 요소들을 성분별 표준과 비교해 보여 줍니다. 먼저 차트를 보고 현재 자신의 기본 신체 구성을 이해한 뒤 몸 상태가 표준과 어느 정도 차이가 있는지 파악하는 것이 중요합니다. 단백질은 얼마나 부족한지, 지방과 근육의 비율은 균형이 잡혀 있는지 등을 보는 것입니다. 그런 뒤 장기적인 계획을 세워 식사 습관과 신체 활동 정도를 표준 수치 쪽으로 개선해 나가는 것. 만성질환 없이 100세 건강 시대를 맞이하는 가장 중요한 지름길입니다.

체성분 분석표만 알아도 건강이 보인다

신장에 따라 표준체중이 정해지고, 그다음 대략 젊은 남성 기준으로 근육 45%, 지방 15%, 뼈 15%, 기타 25% 등 합계 100%가 되면 균형 잡힌 몸이라고 할 수 있습니다. 여성의 경우 근육 36%, 지방 27%, 뼈 12%, 기타 25% 등의 비율이 균형 잡힌 상태로, 근육은 남성보다 조금 적고 지방은 많은 편입니다.

성분으로는 수분 60~65%, 지방 15%~20%, 단백질 15%~20%, 무기질 5%~7% 비율로 이루어질 때 가장 안정적인 건강 상태를 유지할 수 있다고 합니다. 분석표에는 표준과 비교해서 보여주는 방식으로 자신의 실제 측정 수치가 표시돼 있습니다.

신장

키는 신체의 기본 발육을 나타내는 대표적인 지수입니다. 유전형질의 하나지만 환경요인에 따라 달라지기도 합니다. 한국인은 전 세계적으로 봤을 때 중간 정도에 속하지만 최근 들어 매우 빠른 속도로 전체 인구의 평균 신장이 계속 늘어나고 있습니다.

남성의 경우 신장은 약 20세가 될 때까지 자라다가 이후에는 점차 줄어들어 70세 정도의 나이가 되면 약 4% 내외로 키가 줄어듭니다. 여성은 16세~18세 사이에 최고 수치에 이른 뒤 점차 감소하여 70세 이후부터 약 3% 정도 키가 줄어듭니다.

의학계에서는 나이에 따라 신장이 줄어드는 이유를 척추 압박과 적수 사이의 연골 원반들의 길이와 모양 변화, 근 긴장의 감소, 구부정한 자세 때문이라고 보고 있습니다. 또한 아침과 저녁 사이에도 1~1.5cm 정도의 차이가 나는데, 척추골 사이에 있는 연골이 체중 때문에 눌려 있다가 자고 있는 동안 늘어나기 때문입니다.

체수분

수분은 체내 성분의 3분의 2가량을 차지하는 가장 중요한 성분으로, 생명 유지에 필수적인 요소 중 하나입니다.

수분은 잠시도 쉬지 않고 몸속을 돌아다니며 단백질, 효소, 핵산 등의 생체 고분자나 세포가 잘 활동하는지 점검합니다. 또 영양소와 노폐물을 운반하며 열의 전도체로 체온조절을 하는가 하면, 반응 물체, 반응 매체, 생체 고분자의 형태 유지나 안정제 등 중요한 기능도 담당합니다.

이렇게 중요한 신체 구성 성분인 만큼 수분의 10%만 소실해도 신체에 불균형을 초래해 건강에 이상 신호가 오고, 20%를 잃으면 생명에 지장이 올 수도 있습니다. 반대로 지나치게 수분이 많으면 혈액 속의 나트륨 농도를 희석해 전해질 불균형으로 이어져 몸의 기능을 방해하거나, 심하면 사망에 이르게도 합니다.

이런 만큼, 알맞은 양의 수분 유지가 우리 건강을 지키는 데 필수 사항이라고 해도 과언이 아닙니다. 특히 나이가 들수록 갈증에 대한 감각이 떨어져 더운 환경에서도 수분 섭취를 충분히 하지 못할 수 있으니, 의도적으로 수분 섭취에 더 신경 써야 합니다.

단백질

단백질은 세포 유지에 매우 중요한 역할을 하는 성분입니다. 세포 내에서 효소로 작용하면서 탄수화물, 지질, 구조 단백질 및 신호 전달 물질의 합성과 분해를 조절하고, 세포, 근육, 혈액, 면역체, 호르몬 등의 구성 요소로도 사용됩니다. 단백질이 부족하면 면역 기능 저하, 부종, 성장 장애, 허약, 질병에 대한 민감도 증가 등의 현상이 발생합니다.

무기질

무기질은 골격과 치아 조직 등 체조직 형성에 관여합니다. 심장박동, 근육의 수축성 조절, 신경의 자극 전달 등은 무기질 때문에 가능한 것입니다. 특히 뼈의 칼슘 손실은 운동 중 근육이나 골격계의 부상 위험을 높이는 원인이 되기도 합니다. 또한 이른 나이에 골다 공증이 나타나는 요인이 되기도 하지요.

체중

체중은 사람들이 가장 많이 관심을 기울이는 신체 수치 중 하나입니다. 집에 체중계를 두고 거의 매일 체중을 확인하는 것도 낯설지 않은 풍경입니다. 그만큼 체중 감량에 신경을 쓰는 이들이 많다는 뜻이기도 합니다.

우리가 체중에 신경을 쓰는 이유는, 과다 체중이 신체 활동의 효율을 떨어뜨리고 운동 능력을 감소시키는 주된 원인 중 하나이기 때문입니다. 비만은 만병의 근원이라고 할 정도로 건강상 많은 문제를 일으켜, 비만일 경우 정상보다 고혈압이나 고지혈증 같은 심혈관계 질환에 걸릴 확률이 높습니다. 뿐만 아니라 콩팥이나 담낭 기능에 이상을 초래하기도 합니다. 또한 체온조절 능력을 저하시키고 여성의 경우 월경불순이나 임신중독증의 원인이 되기도 합니다. 그러니 과체중 예방은 건강관리에 있어 가장 기본이 되는 노력이기도 합니다.

적정 체중을 나타내는 지표 가운데 체질량 지수(BMI)가 있습니다. 표면적당 무게를 기준으로 체중의 적정성을 나타냅니다. 보통 $18.5\sim24.9kg/m^2$를 정상 기준으로 하여 그 이하는 체중 미달, 그 이상은 체중 과다, $30kg/m^2$이상을 비만으로 보고 있습니다.

그러나 과다한 체중이 지방으로 이루어졌을 때와 근육(단백질)으로 인한 비만인 경우는 구분해서 봐야 합니다. 근육이 많으면 활력과 건강에 도움이 되지만, 지방이 많을 경우에는 그 자체가 활력에 부담이 되고 이차적인 질병 원인으로 작용할 수도 있기 때문입니다. 그러니 체중을 잴 때는 체질량 지수와 함께 체지방량과 근육량을 같이 비교해서 봐야 합니다.

과체중은 비만 부위에 따라 내장지방형과 피하지방형으로 구분합니다. 복부, 특히 복강 내 장기 주위에 지방이 과잉 축적된 내장지방 조직은 피하지방 조직에 비해 대사성 염증이 훨씬 더 활발하게 진행됩니다. 복부 비만은 만성질환의 합병증을 불러오는 사례가 많은데, 체성분 분석표 상에는 복부 지방율, 내장 지방율 등으로 표시되어 있습니다. 임상적으로 허리와 엉덩이 비율(WHR)로 측정합니다. 남성의 경우 WHR가 0.9이상일 때를 복부 비만으로 분류하고, 여성의 경우는 0.85가 기준이 됩니다.

근육

인체의 근육은 약 400개 이상이나 됩니다. 그중 자기 마음대로 조절 가능한 골격근은 신체의 다양한 기관계 조정에 중요한 역할을 합니다. 근육은 화학에너지를 기계에너지로 전환시킬 수 있는 일종의 에너지 변환기입니다. 첫째, 운동과 호흡을 위한 근수축, 둘째, 자세를 유지하기 위한 근수축, 셋째, 체온 유지를 위한 열 생산 등

의 일을 합니다. 골격근을 사용하지 않으면 근위축이 발생한다는
사실은 이미 잘 알려져 있으니, 꾸준한 저항성운동으로 유지 관리
가 꼭 필요합니다.

지방

지방은 뇌조직, 신경, 골수, 간 및 여러 내분비 조직, 자궁 그리고
기타 성과 관련된 지방조직에 필요한 필수 지방과, 인체의 모든 부
분에 걸쳐 지방조직 내에 저장된 저장 지방으로 구성됩니다. 성별
에 따라 필수 지방 함량에 차이가 있어, 신체 구성 성분 중 남성의
경우 3~4%, 여성의 경우 10~12% 정도를 차지합니다.

　저장 지방은 에너지 저장고인 동시에 추위로부터 우리 몸을 보
호하는 단열재, 심장이나 콩팥과 같은 인체의 주요 기관을 둘러싸
고 외부의 충격을 막아주는 보호재 역할도 합니다. 그러나 지방이
지나치게 많으면 앞서 살펴본 여러 문제들이 발생하므로, 적절한
유지 관리가 필수적입니다.

이처럼 체성분 분석표에는 현재의 몸 상태에 대한 모든 정보와 개
선 방향이 함께 나타납니다. 해당 수치의 의미를 정확하게 이해한
다면 건강관리를 위해 어떤 노력들을 해야 할지 알 수 있습니다.

우리가 일상을 살아가는 동안 한순간도 멈출 수 없는 것이 호흡입니다. 너무나 당연해 보이는 호흡운동을 왜 따로 해야 할까요? 운동을 하려면 호흡의 원리에 대한 이해가 필수이므로 한 번쯤 정리해 익혀둘 필요가 있습니다.

호흡이란 대기 중의 산소를 들이마시고 체내의 이산화탄소를 내보내는 가스교환 행위입니다. 호흡을 조금 더 구체적으로 보면 외호흡과 내호흡으로 구분할 수 있습니다. 외호흡은 폐와 그를 둘러싼 모세혈관 사이에서 산소와 이산화탄소의 부분 압력 차이, 즉 분압차에 의한 기체 교환을 통해 공기 중으로 이산화탄소를 내보내고 산소를 받아들이는 작용입니다. 즉 우리가 일반적으로 코나 입으로 숨 쉬는 것이 외호흡입니다.

내호흡은 세포호흡이라고도 하는데, 폐에서 받아들인 산소를 혈액 속 헤모글로빈이 세포 내 미토콘드리아로 운반하여 에너지를 얻게 하고, 에너지 생성 중 발생한 이산화탄소가 혈액을 통해 이동하다가 폐의 모세혈관에 이르게 되는 과정입니다. 즉 산소는 우리 몸속에서 발생하는 노폐물을 처리하기 위해 꼭 필요한 요소입니다.

이렇게 걸러진 노폐물은 대사 과정에서 발생하는데, 우리가 잠을 자거나 휴식을 취하는 동안에도 각종 기관들은 각자 기능을 다하기 위해 끊임없이 에너지를 필요로 하고 이를 생성, 사용합니다.

이를 물질대사 과정이라고 합니다.

그렇다면 우리가 하루에 필요로 하는 에너지 양은 어떻게 결정될까요? 우선 정상적인 신체 기능과 체내 항상성을 유지하고, 자율신경계의 활동에 필요한 최소한의 에너지량을 말하는 기초대사량이 전체의 60~75%를 차지합니다. 그 외 음식을 소화시키고 체내로 흡수할 때 소모되는 에너지인 식이 유발성 에너지 소비량이 10% 내외, 근육이 수축 활동을 하면서 몸을 움직일 때 사용하는 에너지인 활동성 에너지 소비량이 30~35%가량 됩니다. 여기에 환경에 적응하기 위한 적응 대사량 등을 포함하여 총에너지 소비량이 되고, 이는 체성분 분석표상에 기초대사량(BMR) 또는 1일 필요 열량으로 표기됩니다.

우리가 살아가는 데 필요한 에너지를 생산하기 위해 사람은 매일 일정량의 탄소화물, 단백질, 지방, 무기질 등이 포함된 음식물을 고루 섭취해야 합니다. 섭취한 음식물은 포도당, 지방산, 아미노산 형태로 세포 내에서 산화되며 에너지를 생성하고, 부산물로 이산화탄소와 수소를 발생시킵니다. 그리고 이때 호흡 과정을 통해 들어온 산소는 수소와 결합하여 물을 만들어 배출됩니다. 이산화탄소는 헤모글로빈과 결합해 폐로 이동한 뒤 날숨을 통해 몸 밖으로 빠져나갑니다. 힘든 작업을 하거나 격한 운동을 하는 경우에는 에너지 소모량도 늘 수밖에 없겠지요. 이때에는 이산화탄소와 수소가 더 많이 발생하고 이를 제거하는 산소의 필요량도 기하급수적으로 늘어나, 숨이 가빠지는 현상이 나타납니다.

따라서 우리 몸의 산소 흡입 능력은 일상생활에서 중요한 건강 요인 중 하나가 아닐 수 없습니다.

산소 섭취 능력과 심장박동

산소 흡입 능력은 운동 강도 및 운동 지속 시간과 매우 밀접한 관계가 있습니다.

앞서 살펴본 것처럼 운동에 필요한 에너지를 생산하려면 기본적으로 산소가 필요합니다. 체내에 산소 농도가 일정하다고 보면 결국 산소 공급량은 말초 근육으로 이동하는 혈액량과 비례합니다. 심박출량은 1분간 분출된 혈액량으로, 1회 박출량에서 1분간 심박수를 곱한 수치입니다.

그런데 실제로는 체내에 공급된 산소를 세포가 100% 활용하지 못한 채 일부가 그냥 정맥으로 새어버립니다. 그래서 실제 에너지 생산에는 동맥 산소와 정맥 산소의 차이분이 사용되는 것입니다.

> 최대 산소 섭취량 = 1회 박출량 × 1분간의 심박수 × 동정맥 산소 차이

운동시 1회 박출량은 중간 정도의 운동 강도, 즉 최대 산소 섭취량

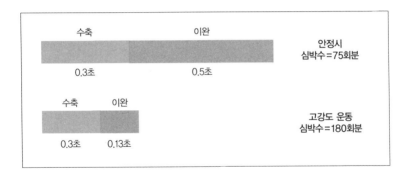

의 40%~50% 운동시까지 증가하다가, 운동 강도가 그보다 높아지면 정체 상태를 보이게 됩니다. 심박출량 증가는 전적으로 심박수 증가에 의존합니다. 따라서 산소 섭취량과 심박수는 운동시 직선 비례 관계를 갖게 됩니다. 즉, 운동 강도가 증가하면 산소 섭취량이 나란히 증가하고, 산소 섭취량 증가에 비례해 심박수가 증가합니다.

이러한 심박수 증가는 주로 심장 이완기 시간이 짧아지기 때문입니다. 그러나 심장박동은 무제한 증가하지는 않습니다. 운동시 심박수 변화는 운동 강도에 비례하여 증가하다가 탈진 상태가 되면 더는 증가하지 않고 일정한 상태에 머물게 되는데, 심장박동수가 최대치에 도달했다는 의미입니다. 이를 최대 심박수라고 합니다.

최대 심박수는 시간과 날짜를 달리해서 측정해도 비슷한 수치를 나타냅니다. 그만큼 신뢰도가 매우 높은 지표로 체력이나 연령 등에 따라 다르게 나타나는데, 일반적으로 갓 태어난 신생아의 심박수는 평균 최대 심박수 220회/분 정도를 기준으로 연령이 증가할 때마다 매년 1회씩 감소합니다. 10~15세부터는 매년 1회/분 정도 일정하게 감소하기 때문에, 220에서 자기 나이만큼을 빼면 쉽게 최대 심박수를 추정해 얻을 수 있습니다.

그러나 선천적 또는 후천적으로 길러진 체력이나 생활 습관 등 여러 이유에 의해 같은 연령이라 하더라도 오차가 날 수 있으니 최대 심박수 추정치가 모든 사람에게 다 적용되는 것은 아닙니다. 그러나 운동 강도나 운동의 지속 시간을 설정할 때 최대 심박수에 의한 최대 산소 섭취량은 매우 중요한 기준이므로, 기본적으로 꼭 이해하고 넘어가야 합니다.

🏊 호흡계는 어떻게 움직일까?

앞서 이야기했던 것처럼 호흡은 외호흡과 내호흡으로 구분됩니다. 그중 내호흡은 호흡기를 통해 흡입된 산소가 심장, 혈관, 혈액의 순환계를 통해 근육세포에 이르는 과정입니다. 이를 호흡계와 순환계로 구분해 우리 몸속에서 어떤 일들이 벌어지는지 차례로 살펴보도록 하겠습니다.

우선 호흡기는 기도와 허파로 구분합니다. 기도는 몸속에 들어온 공기 중에 섞인 불순물을 걸러내기 위해 점액을 후두 쪽으로 밀어내는 청소 작업을 합니다. 기침과 함께 허파에서 불순물이나 흡입된 먼지 등을 내보내는 등 가스교환이 일어나지 않는 공기 통로로서의 기능을 하지요. 입으로 들어온 공기가 가스교환이 이루어지는 허파에 도달하려면 기도에서의 공기 흐름이 중요한 변수가 됩니다. 우선 공기 흐름의 속도는 기도 및 흉곽, 폐조직의 움직임에 따른 저항에 의해 결정됩니다.

여기에서 잠깐, 폐활량이 무엇인지도 짚고 넘어가도록 합시다. 폐의 건강 여부를 따지거나 운동선수들의 운동 능력을 말할 때 종종 폐활량이라는 용어를 사용합니다. 대기 중 산소량은 21% 정도로 항상 일정하므로 일상생활을 위한 산소 섭취량은 허파 용적에 따라 달라지고, 이는 성별, 나이, 체격, 질병 여부 등 여러 요소에 의해 좌우됩니다. 남자보다 여자가 폐활량이 높고 일반인보다는 전문 운동선수들의 폐활량이 높은 것처럼 말입니다.

허파의 기능만 좋다고 해서 체내에 흡수된 산소가 모두 사용되는 것도 아닙니다. 허파꽈리에 도착한 산소는 혈액에 의해 모세혈관으로 흘러 들어가야 합니다. 이때 혈액량이 적당하지 않으면 산소가 몸 구석구석 골고루 퍼져가기가 힘듭니다. 이를 환기량/관류량 비율이라고 하며, 이 비율이 0.8일 때 가스교환이 가장 효율적으로 일어납니다. 즉 적절한 혈액의 흐름이 있어야 산소는 혈관을 통하여 순조롭게 근육세포로 갈 수 있습니다.

공기가 호흡계를 거쳐 혈액과 만나 몸 구석구석 고루 산소를 배달해야 한다고 했으니, 이제는 순환계의 건강을 살펴볼 차례입니다.

심혈관계, 즉 순환계는 심장, 혈관 및 혈액으로 이루어집니다. 모세혈관에서 가스교환을 통해 산소가 포화된 혈액은 심장의 좌심실에서 대동맥으로 박출됩니다. 이것이 1회 박출량이고 1분당 박출된 혈액량을 심박출량이라고 합니다.

혈액은 좌심실 수축으로 형성된 압력에 의해 동맥계를 통하여 동맥 혈관을 타고 흐릅니다. 안정시에는 20~25% 정도만 근육으로 보내고 나머지 15% 정도는 뇌동맥을 통하여 뇌로 전달합니다. 또 5% 정도는 관상동맥을 통하여 심장으로, 20% 정도는 콩팥 동맥을 통하여 콩팥으로, 기타 25%는 간 등의 내장기관, 골수 5%, 피부 5% 정도로 분배됩니다. 그러나 심한 운동을 할 경우에는 뇌를 제외한 다른 기관으로의 혈류는 감소하는 반면, 골격근으로 흐르는 혈류는 약 85%까지 증가합니다.

혈액은 액체 성분과 세포 성분으로 구성됩니다. 세포 성분은 적혈구, 백혈구, 혈소판 등으로, 혈액에서 차지하는 분량은 약 45% 가량이고 나머지 55%의 액체 성분은 혈장이라고 합니다. 혈장 안에는 단백질과 무기염류 등이 포함됩니다.

혹시 건강검진을 받을 때 듣게 될지도 모르니 알아두어야 할 것이, 전체 혈액 중 차지하는 적혈구 용적을 백분률로 표시한 '헤마토크리트(Hct)'입니다. 헤마토크리트를 알면 세포 성분(혈구 성분이라고도 합니다)과 혈장의 용적비를 알 수 있기 때문에 혈액 농축의 지표가 되며, 빈혈과 탈수증 진단에도 도움이 됩니다.

일반적으로 운동을 할 때는 헤마토크리트가 증가합니다. 운동으로 인해 자극을 받은 비장이나 내장혈관에서 예비로 쌓아두었던 농축 혈액이 혈관으로 나오고, 또 운동을 하면 체온이 높아지면서 조직의 삼투압을 높여 혈액 중 수분이 조직으로 이동하기 때문입니다. 운동을 하지 않은 일상적인 상황에서 헤마토크리트 정상치는 성인 남자가 평균 40~50%, 여자가 38~47%가량입니다.

혈액을 통해 운반되는 산소의 약 99% 정도는 적혈구 내에 존재하는 단백질인 헤모글로빈(Hb)과 화학적으로 결합하여 운반됩니다. 혈액의 단위 부피당 운반되는 산소의 양은 헤모글로빈의 농도에 따라 달라집니다. 남자와 여자의 정상적인 헤모글로빈 수치는 혈액 1리터당 각각 150g과 130g 정도입니다.

헤모글로빈과 함께 근육세포막에 도착한 산소는 마이오글로빈이라는 단백질에 의해 세포 속의 미토콘드리아로 운반됩니다. 마이오글로빈은 혈액이 아닌 골격근과 심장근에서 볼 수 있는 산소와 결합하는 단백질로, 헤모글로빈과 유사하지만 무게는 헤모글로빈의 1/4에 불과한데 산소 친화도는 훨씬 높다는 특징이 있습니다.

크기에 비해 활동성은 훨씬 높은 마이오글로빈은 우리 몸에서 어떤 일을 할까요? 마이오글로빈에 저장된 산소는 우리 신체가 안정된 상황에서 운동 상황으로 갑자기 바뀔 때 필요한 산소를 재빨리 공급합니다. 근육이 급하게 필요로 하는 산소 저장고인 셈입니다. 운동을 시작할 때 근육의 수축 시점과 근육으로의 산소 운반이 증가되는 시점 사이에 발생하는 지연 시간, 즉 심폐계가 새로운 산소 요구량을 충족시켜 산소를 받아들이는 동안, 근육이 필요로 하는 산소를 우선 제공해 완충작용을 해주는 것입니다.

잠시 근육에 대해 조금 더 알아봅시다. 우리 몸의 근육은 크게 두 가지로 나뉩니다. 강한 힘을 내지만 금방 피로를 느끼는 속근섬유와 오랫동안 약한 힘을 유지하는 지근섬유입니다. 유산소운동을 할 때 사용되는 근육은 바로 지근섬유입니다. 속근섬유는 흰색을 띠고 지근섬유는 빨간색이라 다른 말로 적색근이라고도 합니다. 지근섬유가 빨간색을 띠는 이유가 바로, 빠르게 산소를 공급해주는 마이오글로빈 함량이 높기 때문입니다.

근육 곳곳에 산소를 공급해주는 혈류의 역할이 중요하다는 사실을 알았다면 혈류 이동 속도에 대해서도 관심을 가져봐야 합니다. 호흡계의 공기 흐름과 마찬가지로 헤모글로빈과 함께 이동하는 혈류의 이동 속도는 여러 요소의 영향을 받습니다.

첫째, 혈액의 양이 많으면 당연히 속도가 높아지고 단면적이 커지면 속도는 반대로 줄어듭니다. 그러니 혈관의 직경이 늘어나면 혈류 속도는 감소합니다. 그런데 전체 혈류량은 각각의 혈관을 지날 때마다 일정한 양을 유지하므로, 대동맥, 소동맥, 모세혈관 순으로 이동함에 따라 전체 단면적 차이가 속도에 영향을 미칩니다. 다시 말해 단면적이 가장 작은 대동맥에서 우리 몸속의 피는 가장 빠르게 흐르고, 반대로 단면적이 큰 모세혈관을 지날 때 혈류는 가장 느리게 움직입니다. 모세혈관 기능의 관점에서 봤을 때 모세혈관의 벽을 통과해 산소와 이산화탄소가 교환되는 시간이 가장 지체되는 곳이므로, 혈류 속도가 낮아야 유리합니다.

둘째, 혈관의 압력차와 저항에 의해서도 혈류 속도는 날라집니다. 압력차가 높아지면 속도가 빨라지지만 저항이 커지면 반대로 줄어듭니다. 좌심실의 압력이 대동맥의 압력보다 높기 때문에 피가 돌기 시작하는 시점에는 빠르게 움직이지만, 이후 차츰 저항을 받으면서 속도는 느려집니다. 따라서 혈관 속에 불순물 등이 침착하여 혈관 직경이 좁아지거나, 농도가 높아지면 혈액순환에 장애가 오고 혈압에 나쁜 영향을 주게 되는 것입니다.

에너지를 공급하는 다양한 영양소

일상생활을 수행하기 위해 필요한 에너지는 음식으로부터 공급받습니다. 우리 몸은 다양한 형태로 섭취된 음식물을 물질대사 과정을 통해 화학에너지로 만듭니다. 이를 다양한 신체 활동에 필요한 기계적 에너지, 신경 자극 전달을 위한 전기에너지, 시력 조절과 관련된 빛에너지, 체온 유지를 위한 열에너지 형태로 전환하여 사용합니다.

우리 체내의 에너지 순환을 알아보기 전에 초등학교에서 배웠던 광합성작용을 다시 한 번 짚어봅시다.

엽록체를 가진 녹색식물은 태양에너지를 모아 대기 중의 이산화탄소와 뿌리로부터 흡수한 물을 반응시켜 탄소 여섯 개가 엮여 있는 포도당을 만들고, 포도당을 엮어 녹말과 셀룰로오스, 단백질, 지질과 같은 에너지가 풍부한 생성물을 만들어 생명을 유지합니다. 이 과정을 광합성이라고 합니다. 사람은 광합성을 할 수 없기 때문에, 녹색식물이나 육류를 음식물로 섭취하여 에너지를 지속적으로 공급받아야 합니다.

탄수화물

우리가 섭취한 탄수화물은 대부분 다당류로 소화 과정을 거쳐 단당류인 포도당 등으로 분해됩니다. 분해된 포도당은 인슐린에 의해 간이나 근육에 전달되어 글리코겐(당원) 형태로 저장되고 일부는 중성지방으로 전환됩니다. 최종적으로 식이섬유를 제외한 탄수화물은 인체에서 1g당 4kcal의 에너지를 발생합니다.

지질

지질은 중성지방 형태로 저장되어 있는데 근육은 이를 직접 산화하지 못합니다. 지방은 1g당 9Kcal의 에너지를 발생합니다.

단백질

단백질은 체내에서 아미노산의 형태로 존재하여 아미노산 그룹을 형성합니다. 이중 일부는 단백질 합성에 이용되거나 요소로 배설되고 그 외 단백질은 질소가 제거된 후 탄수화물이니 지방으로 전환됩니다. 단백질은 탄수화물이나 지방과는 달리 탄소, 수소, 산소 외에 질소를 함유하고 있는 복잡한 유기화합물입니다. 단백질은 1g당 4Kcal의 에너지를 발생합니다.

무시하면 안 되는 무기질

체성분 분석표를 보면 무기질량을 뼈 성분과 뼈 성분이 아닌 것으로 구분해 표시합니다.

이러한 무기질은 체내에서 체액의 산도를 일정하게 유지하도록 조절하고, 세포막을 중심으로 체내 대사에 적합한 삼투압을 유지하는 데 관여합니다. 신체의 정상적인 성장과 발달 그리고 조직의 보수에 필요한 무기질을 공급하고, 체내 대사 과정을 촉매하는 효소의 구성 성분 또는 보조 인자로 작용할 뿐만 아니라, 혈액을 형성하고, 항산화 기능을 담당하기도 하는 등, 우리 몸 안에서 합성이 불가능하나 반드시 식품을 통해 섭취해야 하는 필수 영양소입니다.

무기질 종류는 다양합니다. 우선 1일 권장 섭취량이 100mg 이상인 다량 무기질이 있고 그 이하인 미량 무기질이 있습니다. 다량 무기질은 칼슘(Ca), 인(P), 황(S), 칼륨(K), 나트륨(Na), 염소(Cl), 마그네슘(Mg) 등이고 미량 무기질은 철(Fe), 아연(Zn), 구리(Cu), 요오드(I), 망간(Mn), 크롬(Cr), 불소(F), 몰리브덴(Mo), 셀레늄(Se) 등입니다. 이 가운데 평소 건강관리를 위한 기본 상식으로 알아둬야 할 몇 가지 무기질 성분의 특징을 알아보겠습니다.

칼슘

칼슘은 체중의 1.5%~2.2%를 차지하는 중요한 무기질로 대부분 골격과 치아의 구성 성분으로 쓰입니다. 나머지 1% 미만의 칼슘은 혈액 및 체액에 존재하면서 여러 중요한 생리 조절 기능을 담당합니다.

인

인은 칼슘 다음으로 신체에 많이 포함되어 있는 무기질로, 85% 정도가 칼슘과 결합한 인산칼슘 형태로 존재합니다. 주로 골격과 치아 조직에 함유되어 있습니다.

나트륨

세포외액의 용량을 결정하는 기본 전해질로. 주로 칼륨과 함께 삼투압 또는 체액의 양을 조절하는 역할을 합니다. 그 외에 산·알카리 평형 조절 유지에도 관여합니다. 근육에 전기화학 자극을 전달하여 근육의 정상적인 흥분성 및 과민성을 유지하는 우리 몸에 꼭 필요한 무기질 중 하나입니다.

칼륨

칼륨은 세포내액에 존재하는 대표적인 양이온으로 신경과 근육세포에 다량 존재합니다. 성인 남성의 경우 평균 135~250g의 칼륨을 보유하고 있어 칼슘과 인 다음으로 체내에 많이 포함되어 있는 무기질입니다.

마그네슘

마그네슘은 체내에서 일어나는 300여 가지의 화학반응에 참여합니다. 혈압과 혈당 수준 및 정상적인 근육과 신경 기능을 조절하는 역할, 골격 및 면역 기능의 유지에 관여합니다.

황

황은 생물체에 필수적인 원소로서 피부와 손톱, 머리카락의 성분인 케라틴에도 포함되어 있습니다. 황이 없으면 머리카락은 강도를 유지하지 못하고 부서지고 맙니다.

염소

우리 몸에서 염소는 신경을 통해 자극을 전달할 때 영향을 주며, 혈장과 위액의 구성 성분이 됩니다. 칼륨이나 나트륨과 함께 삼투압을 조절하는 등 물질대사에 반드시 필요하며, 소금에 주로 포함되어 있습니다. 술을 마셨을 때 졸리거나, 수면제를 먹으면 졸리는 것은 염소 이온의 작용입니다. 알콜이나 수면제가 작용하면 염소 이온이 대뇌 활동을 진정시키고 잠이 오게 합니다.

철

철분은 미량 무기질이지만 적혈구 합성을 위해 없어서는 안 되는 영양소입니다. 우선 헤모글로빈의 구성 성분 중 하나로 산소를 혈액으로 이동시키는 작용을 하고, 마이오글로빈에도 포함되어 산소를 일시적으로 저장하는 역할을 하기 때문에 적혈구 합성을 위해서는 철의 계속적인 공급이 매우 중요합니다.

아연

아연은 성인 보유량이 약 1.5~2.5g밖에 안되는 미량 무기질로, 그 중 90%는 근육과 골격에 들어 있어 단백질대사와 합성 조절 작용을 합니다.

요오드

요오드는 갑상선에서 기초대사율을 조율하는 티록신 호르몬의 구성 요소입니다. 그래서 요오드가 부족하면 갑상선 비대증이 나타납니다.

셀레늄

셀레늄은 항산화 작용을 하여 세포의 산화 손상을 방지하며, 갑상선호르몬 활성화와 면역 기능에 관여, 암 예방에 도움이 됩니다.

구리

구리는 체내에서 철이 헤모글로빈 합성에 이용되는 과정에 관여하기 때문에 구리가 결핍되면 빈혈 증세가 나타납니다. 이 경우에는 철과 구리를 같이 보충해주어야 합니다.

노화를 제대로 이해하자

살아 있는 모든 생물은 늙고 병들어 결국은 사망합니다. 2,600년 전의 인간 고타마 싯다르타는 생로병사의 고뇌를 풀기 위해 출가해 부처가 되었고, 진시황은 불로장생의 선약을 얻고자 그렇게 노력했지만 오십도 넘기지 못하고 생을 마감했습니다. 비록 모든 사람들이 늙는다 할지라도, 노화 단계에 보이는 양상이나 속도는 제각각입니다. 누구는 더 오래 살고, 보다 질적으로 풍부한 생활을 영위합니다. 노화의 과정을 이해하려면 이런 개인차나 노화의 원인, 노화에 영향을 주는 요인 등을 이해하는 것이 중요합니다.

박테리아는 노화 현상을 보이지 않는다는 것이 많은 과학자들의 견해입니다. 노화 현상은 미생물이 진핵생물이나 동식물로 진화하면서 생겨난 현상으로, 미생물만 존재하던 태곳적에는 노화 현상

자체가 없었지만, 진화 과정에서 유성생식이 생기면서 노화 현상도 나타나기 시작했다는 것입니다.

　노화의 원인이나 전개 과정에 대한 이론도 다양합니다. 크게는 유전학, 손상, 점진적인 불균형 등으로 분류되고 그 안에서 학자들마다 다른 주장을 펴기도 합니다. 노화가 무엇인지 알아야 노화에 대비할 수 있는 만큼, 다양한 노화 이론에 대해 살펴볼 필요가 있습니다.

유전학으로 본 노화

아직도 과학계가 DNA 연구에 매달리는 이유는 조금이라도 더 노화의 비밀을 밝혀내기 위해서입니다. 일반적으로 노화를 생각할 때 유전학적 요인을 주로 떠올립니다. 노화의 유전적 이론에 대한 주장은 일반적인 몇 가지 사실과 관찰에 의해 제기되는 내용입니다. 종에 따라 최대 수명이 현저히 다르고 이란성 쌍둥이에 비해 일란성 쌍둥이의 생존 특성이 비슷하다는 것이 대표적인 예입니다.

몸은 번식용 소모품

진화에 성공하려면 자손을 많이 번식해야 합니다. 그래서 몸은 생식세포를 통해 후손을 만드는 소모품에 불과하다는 주장을 펼치는 이들이 있습니다. 쉽게 잡아먹히는 동물은 체세포의 수명을 늘리기보다는, 잡아먹히기 전에 빨리 생식세포를 통한 번식에 신경을 쓰는 편이 진화에 더 유리할 수 있습니다. 종족 번식에 더 유리한 전략으로 천적이 없는 동물은, 생식을 늦추어도 오래 살면서 종족을 많이 낳을 수 있는 여유가 생겨납니다.

프로그램으로 인한 노화

노화 자체를 촉진시키는 '사망 유전자'가 있다는 이론입니다. 그래서 이 이론은 노화의 전 과정(출생부터 죽음까지)을 모두 유전자에 의해 계획된 것이라고 봅니다. 예를 들어 사춘기, 폐경기 등도 각 세포의 계획된 생물학적 지표라고 해석하는 식입니다.

즉, 하나 또는 둘 이상의 사망 유전자가 세포핵에서 세포 노화를 진행시키면, 다른 성장 과정의 유전자들은 이에 따라 발현되기도 하고 억제되기도 한다는 말입니다.

오래 활동한 개체가 죽어야 젊은 세포가 먹고 살 것이 많아지니 유전자에 노화를 프로그램 시켜놓아 지속적인 진화를 이뤄나간다는 주장입니다. 그 예로 드는 것이 연어가 강물을 거슬러 올라와 전성기의 팔팔한 몸으로 알을 낳은 뒤 곧바로 죽는 것이나, 가을에 나뭇잎이 떨어져야만 그다음 해에 새싹이 돋는다는 자연현상 등입니다. 이 이론에 따르면 각 개체에는 이미 태어날 때 죽음 유전자가 프로그램 되어 있다고도 합니다.

말단 소립 가설

텔로미어는 세포분열을 하는 각 염색체의 끝에 있는 말단 소립(telomere)을 말합니다. 유전 정보가 없는 DNA의 조각 중 하나인 텔로미어는 염색체 복제와 함께 짧아지는데, 이러한 과정이 고정된 비율로 발생하기 때문에 세포의 죽음을 알리는 시계라고 하기도 합니다.

텔로미어는 염색체 보호 역할을 하는 구조물로, 텔로미어 덕분에 염색체는 조금 더 안전하게 활동할 수 있게 되는 셈입니다. 그러므로 텔로미어가 기능을 상실하면 자연히 우리 염색체의 기능도 떨어지며 노화에 이르게 되고, 최근에는 암 세포의 염색체 불안정에 영향을 미치기도 한다는 주장도 제기되고 있습니다.

미토콘드리아 DNA 돌연변이

미토콘드리아는 태초에 박테리아의 한 종류였다가 자신만의 DNA를 갖게 되면서 지구상에 동식물의 출현을 이끌었고, 이로 인해 노화 현상까지 생겨났다는 이론입니다. 미토콘드리아는 세포호흡에 관여하는 세포 소기관 중 하나로, 유산소 호흡을 지원하고 세포 내 대사 경로에 대한 에너지원을 제공하기도 합니다. 그 외에 세포 소멸에 대한 신호 전달과 노화에도 중요한 역할을 하는 것으로 알려져 있습니다. 그런데 미토콘드리아가 에너지를 만드는 과정에서 전자와 산소량의 균형이 깨질 경우 DNA 돌연변이가 일어나고, 돌연변이 세포의 축적으로 인한 세포 소멸이 노화의 원인이 된다는 것입니다.

손상에 의한 노화, 활성산소를 잡아라

손상 이론은 인체 내에서 분자의 돌이킬 수 없는 손상을 초래하는 화학반응에 의해 노화가 진행된다는 이론입니다. 방송을 보면 활성산소에 의한 노화 예방법 등의 이야기를 많이 보는데, 활성산소 역시 손상에 의한 노화 이론 중 하나입니다.

활성산소에 의한 노화

활성산소는 몸속으로 들어간 산소가 산화 과정을 거치면서 생체 조직을 공격하고 세포를 손상시키는 산화력이 강한 산소로 바뀐 것을 말합니다. 활성산소로 인해 지질이나 단백질이 과산화되고 DNA가 손상되어 세포가 죽으면서 노화 현상이 나타난다는 것이 이 이론의 핵심입니다.

물론 활성산소가 모두 나쁜 것은 아니며 발생 자체가 문제가 되는 것도 아닙니다. 호흡으로 흡수된 산소 25분자 중 하나는 활성종으로 변하고, 또 안정된 상태의 포유류라고 해도 소비하는 전체 산소의 0.15~5%가량은 활성산소의 불안정한 상태를 띠는 것이 일반적인 현상입니다. 우리가 심한 운동을 할 때에도 몸이 필요로 하는 산소가 급격히 많아지면서 활성산소 발생이 늘어납니다.

문제는 활성산소가 우리 몸이 방어할 수 있는 범위를 벗어날 때 발생합니다. 균형이 깨지면 직간접적으로 세포 손상을 가져오는 산화 스트레스로 발전하기 때문입니다.

산화 스트레스는 DNA, 지질, 단백질 손상을 가져오거나 골격근의 기능적 결함을 일으키기도 하고, 류마티스성 관절염, 알츠하이머 같은 퇴행성 질병, 당뇨병, 암과 같은 염증성 질병을 유발하여 결과적으로 세포의 치명적인 손상을 가져옵니다.

단백질 엉킴 방지

프로테오스타시스(proteostasis)는 단백질을 제대로 접거나 엉킨 단백질을 없애는 세포의 능력을 가리키는 용어입니다. 단백질 엉킴을 방지하는 기능이 세포의 노화 속도를 결정한다는 것이 이 이론의 주장입니다.

우리 몸속에서 화학작용을 촉진하는 모든 효소는 거의 단백질로 구성됩니다. 단백질 구조는 DNA의 이중나선을 풀고 염기서열을 읽을 수 있는 모양의 화학적 특성에 따라 접혀야 합니다. 그런데 나이가 들수록 단백질을 접는 능력이 점차 줄어들면서 보통의 단백질도 많이 엉키고, 엉킴을 방지하는 단백질마저 줄어들어 문제가 발생하는 결과를 초래해 결국 세포 건강을 해치게 된다는 것입니다. 세포의 건강 약화가 바로 노화입니다.

물론 노화 이론에 걸림돌이 되는 원인을 제거하면 그만큼 노화를 늦출 수 있다는 주장도 합니다. 단백질 엉킴의 원인이 되는 단백질 합성을 줄이거나 엉킴 방지 단백질이 증가하도록 만들면 됩니다. 먹을 것이 부족하거나 박테리아나 바이러스 감염, 높은 기온으로 인한 스트레스, 기타 돌연변이 등으로 인해 단백질 합성은 줄어듭니다. 단백질 합성이 줄어들면 바이러스 단백질도 줄어들고 그러면 새로운 단백질 합성도 줄어드니, 그만큼 단백질 엉킴도 방지할 수 있어 수명이 연장된다고 보는 셈입니다.

점진적인 불균형에 의한 노화, 신체 내부의 균형이 중요하다

점진적인 불균형은 중추신경계, 내분비계, 또는 면역 체계가 점차적으로 불균형 상태로 바뀌면서 결국 제 기능을 다하지 못하게 된다는 이론입니다.

연쇄적 신진대사 방해

신경 내분비계는 주로 호르몬을 관리하는 역할을 합니다. 그런데 신경 내분비계 수용체의 감수성 내지 수의 변화가 항상성 또는 기능 유지에 변화가 발생하면 내분비계의 불균형을 초래하고, 나아가 조절기전들을 약하게 만들어 결과적으로 많은 호르몬과 생리 체계의 균형 유지에 큰 방해를 받게 됩니다. 연쇄적 신진대사 방해 이론이란 이런 원인으로 발생되어 나타나는 현상을 노화라고 정의하고 있습니다. 신경 내분비계의 주요 신체 기관 중 하나인 뇌의 시상하부는 호르몬을 분비하거나, 또는 억제하여 뇌하수체를 통제합니다. 그리고 뇌하수체는 갑상선, 부신, 그리고 성 호르몬인 에스트로겐과 테스토스테론을 조절하는 역할을 하는 기관입니다. 가령, 갑상선호르몬은 성장호르몬, 코티손, 에스트로겐과 같은 다른 호르몬의 기능을 향상시키는 데 주로 쓰이는데, 만약 갑상선호르몬이 충분치 않으면 다른 호르몬의 활동에도 영향을 미쳐 노화 증상이 가속화된다는 식으로 설명합니다.

자가면역

나이를 먹으면 체액성 및 세포 면역력이 저하되면서 자가면역 증상은 증가합니다. 이런 현상은 면역 감시 기능을 약하게 만들어 변이 세포나 세균, 바이러스에 대한 보호 감독을 부실하게 만들고, 따라서 암 세포나 세균성 질환이 더 많이 활동하게 하는 요인으로 작용할 수 있습니다. 정상적인 면역 체계는 인체 내에서 바이러스 또는 암세포와 같은 이물질을 공격합니다. 그러나 노화가 진행되는 동안 정상적인 인체 물질과 외래 항원을 구별하는 능력을 상실해, 항체들은 정상 세포를 파괴하거나 또는 세포에서 발생하는 해로운 돌연변이를 발견하여 파괴하는 데 실패합니다. 그러면 다음과 같은 면역 기능 변조가 일어나 결국 노화로 이어지게 됩니다.

- 박테리아, 곰팡이, 바이러스 감염에 저항하는 능력 감소
- 세포 중재 면역력 감소
- 잠재적 감염의 재활 위험성 증가
- 악성질환으로의 발전 위험성 증가
- 아밀로이드나 자가항체 발현 증가
- 순환 면역 복합체의 합성 증가
- 면역이나 감염에 대항하는 면역반응 변화

노화를 설명하는 여러 이론을 살펴보면 한 가지 이론만으로 노화를 설명할 수는 없음을 알 수 있습니다. 오히려 수많은 이론들이 서로 보완하며 상호작용합니다.

　가령 면역 체계에 관계된 하나의 유전자가 결함을 보이면 이는 활성산소에 더욱 약한 상태로 변하고 차례로 신경 내분비계의 면역 균형을 방해할 것이므로, 노화는 유전학, 손상, 점진적인 불균형의 상호작용에 의해 일어난다고 보는 것이 바람직합니다.

🏊 노화 현상의 구체적인 특징

노화 현상을 설명하기 이전에 우선 노화라는 단어가 의미하는 특성을 살펴보겠습니다.

노화를 정의하자면 '시간의 흐름과 함께 유기체에서 일어나는 적응성 손상과 기능상 손상으로 결국 사망으로 발전되는 일련의 과정이나 조직 체계의 진행 과정'입니다.

노화에는 몇 가지 특징이 있습니다.

첫째, 노화의 진행은 한 종족이나 집단 내에서 나이와 함께 공통적으로 변하는 것을 의미하며, 이것은 질병이나 또는 환경적인 영향으로부터 독립적입니다.

즉, 노화란 동맥경화, 암, 치매 등 성인병이나 노인 질환의 발생과는 무관하게, 나이를 먹음에 따라 신체의 전반적인 활력이 떨어지고 모든 생리적 기능이 저하되면서 질병과 사망에 대한 감수성이 급격히 증가해 쇠약해지는 과정입니다.

한편 노화 작용은 노화 증상과 관계가 있고 환경과 질병의 영향을 포함합니다. 따라서 질병 발생으로 인한 노화 증상과 노화 진행은 별개로 보아야 하고 원인도 다릅니다. 그러나 원인은 다르지만 서로 독립적으로 작용하지 않고 오히려 서로 강한 상호작용을 하는 관계입니다. 질병이나 환경적인 스트레스는 기본적인 노화 진행을 촉진하고, 노화 진행은 질병이나 환경적인 스트레스에 대한 노인의 취약성을 증가시킵니다.

둘째, 개인차가 심합니다. 노화의 비율은 단위 시간당 각 인체 기관이나 신체 내부 체계의 기능 변화를 나타내는 것입니다. 이러한 수치는 동일 집단에 있는 모든 대상자들의 집단 평균값으로 나타내고 개인차는 표준편차로서 표시하는데, 이 차이는 연령이 높을수록 더 크게 나타납니다. 즉, 노인들은 젊은 사람들보다 같은 연령대에서 더욱 많은 개인차를 보인다는 것입니다. 물리학적 나이는 70세라고 해도 신체적 나이는 50세인 사람도 있을 수 있다는 말입니다.

이렇게 개인차가 큰 이유가 몇 가지 있습니다.

- 성별, 체중, 신장, 근력 등의 생리적인 특성 차이
- 각기 다른 유전자형에 의한 개인 특성과 기능 차이
- 질병의 경험 정도에 따른 노화 차이

셋째, 신체 조직별로 노화의 나이가 다릅니다. 노화는 각 개인의 인체 내 기관별로 다르게 나타납니다. 나이가 먹으면 점차 쇠약해지는 것은 맞지만, 모든 생리학적 체계와 감각기 형태가 같은 비율로 쇠약해지지는 않습니다. 예를 들면, 심혈관계에서 최대 심박수의 노화 차이는 크지만 1회 박출량 차이는 그렇지 않으며, 노인들의 속근섬유는 보강시키기 어려운 반면 지근섬유의 노화 속도는 매우 느립니다.

이와 같이 사람마다 인체 내의 각기 다른 체계가 각각 다른 비율로 노화한다는 사실은, 노화에 관한 일률적인 통계의 해석에 더욱 신중해야 함을 뜻합니다. 나이를 먹으면 키가 줄어들고 근육이 약

해지며 머리는 하얗게 변하고 시력이나 청력이 떨어진다는 것은 누구나 인지하는 사실입니다. 여기에서 조금 더 들어가 세밀한 수치로 노화에 의한 변화를 살펴봅시다.

특징 1-신장 변화

신장은 보통 센티미터(cm)로 측정하고, 신발을 신지 않은 발바닥에서부터 머리 꼭대기까지의 거리를 뜻합니다. 남성들의 경우, 신장은 약 20세가 될 때까지 자라다가 이후에는 점차 줄어들어 70세 정도의 나이까지 약 4%의 신장 감소가 나타나고, 여성들은 16세에서 18세 사이에 신장이 최고 수준에 이른 뒤 점차 감소하여 70세 정도가 되면 약 3% 감소합니다.

또한 신장은 40세까지는 거의 변화가 없다가 40세 이후 10년당 1cm의 감소를 보이는 것으로 나타났습니다. 나이에 따른 신장의 감소는 척추 압박과 척수 사이의 연골 원반들의 길이와 모양의 변화, 근 기장의 감소, 구부정한 자세에 기인하는 것으로 추정됩니다. 여성은 남성의 경우보다 평균 60대에는 1.5cm, 70대에는 2cm 더 많은 감소를 나타내는데, 호르몬과 식단, 체중, 신체 활동 차이 때문이라고 보는 견해가 많습니다.

특징 2-근육량과 체지방량 변화

나이가 들수록 사람의 활동은 줄어듭니다. 이러한 활동 감소는 운동 대사량과 기초대사량의 감소로 이어지고, 노화에 따르는 근육의 단백질 합성 감소와 단백질 분해의 증가, 체수분 감소와 함께 신체 구성을 변화시키고 체지방률 증가로 귀결됩니다.

한 연구에 의하면 23세~90세의 남녀 273명을 대상으로 조사한 결과 총지방량이 70세 이상에서 남성은 연 5.6%, 여성은 연 2.4% 증가했습니다. 또한 체지방량이 20%이상, 체질량 지수가 30%이상이 되면 신체 활동 기능의 제한이 두 배로 증가한다는 연구 결과도 있습니다.

체지방은 중추신경계의 정상적인 기능을 돕기 위해 꼭 필요한 필수 지방과 단순한 지방 조직으로 축적된 저장 지방 등 두 가지 유형으로 나눌 수 있습니다. 남성의 필수 지방 비율은 약 3%이지만 여성은 약 12%로, 여성이 남성에 비해 월등이 많은 필수 지방을 필요로 합니다. 이를 감안하면 필수 지방이 생식과 관련되어 여러 특정한 기능에 필요한 요소임을 알 수 있습니다.

저장 지방은 대체로 성별에 따라 축적되는 방식에 차이가 있습니다. 이런 차이는 유년기부터 시작해 9세의 나이 정도 되면 남자아이들은 복부에 더 많은 지방을 축적하는 반면, 여자아이들은 엉덩이와 다리에 더 많은 지방을 축적합니다. 이러한 성별에 따른 차별화된 패턴은 남성형 지방 패턴과 여성형 지방 패턴으로 구별합니다. 남성형 패턴은 지방을 주로 몸통과 가슴, 등과 복부에 축적하기 때문에 사과 모양으로 표시되고, 여성형 패턴은 엉덩이와 다리에 축적하기 때문에 서양배 모양으로 표시됩니다.

체지방률은 나이에 따라 증가할 뿐만 아니라 서서히 점진적으로 재분산되어, 복부 내 지방은 증가하고 사지의 피하지방은 감소하는 경향을 보입니다. 나이가 들수록 배가 나오고 팔다리는 가늘어지는 현상을 말합니다. 젊은 여성은 젊은 남성보다 복부 내 지방이 낮지만 나이를 먹어감에 따라 복부 내 지방량이 상승하여 70대에는 남녀 모두 비슷해집니다. 이러한 복부지방 축적은 20대 후반에 시작되어 60대까지 계속되지만, 이중 약 40%는 50대 이전에 발생합니다.

여기에서 알아둘 것이 복부지방의 특징입니다. 복부의 지방세포는 엉덩이나 허벅지의 지방세포보다 지방 대사 운동을 더 활발히 합니다. 그래서 복부에 지방이 지나치게 쌓이면 지방세포들이 혈관으로 방출돼 혈관을 따라 간으로 이동하여 심혈관 질환 위험을 증대시킵니다. 성인병이라 불리는 모든 질병의 원인이 된다는 의미입니다.

근육량은 노화와 더불어 감소하기 시작하는데, 원인으로는 주로 근조직 축소와 근육 퇴화를 이유로 꼽습니다. 18세에서 45세까지 체중이 증가하는 동안 근육량은 20대~30대에서 이후 뚜렷한 감소세를 보이는데, 근육량 감소의 비율은 두 번의 특정 기간에 발생합니다. 첫 번째는 25~50세에 근육량의 10%가 감소되는 느린 근육 감소 기간이고, 이후에 빠른 근육량 감소가 일어나는 두 번째 기간으로 50세~80세까지 추가적으로 40%의 근육량이 감소되어 80세에 이르면 총 골격근량의 절반이 감소합니다.

노화에 의한 근육량 감소는 근육 중에서도 속근섬유의 감소가 상대적으로 많아지기 때문에, 전체적인 근섬유의 조성은 지근섬유의 비율이 증가하는 특징을 나타냅니다. 지근섬유는 수축 속도가 느린 근육으로 미토콘드리아 농도가 높고, 속근섬유보다 더 많은 모세혈관이 분포하여 마이오글로빈 함량이 높아 산화 효소 능력이나 수축하기 위한 유산소성 대사 능력이 높아 피로에 대한 저항성 역시 강하기 때문입니다. 게다가 속근섬유보다 수축 속도가 느리고 장력은 낮으나 에너지 소비와 공급에 균형을 유지하여 비교적 긴 시간 동안 저·중강도의 작업을 수행합니다.

속근섬유는 상대적으로 미토콘드리아 농도가 낮고 유산소성 대사 능력이 낮기 때문에 피로에 대한 저항은 낮지만, 급속하게 수축하고 저장된 ATP로부터 에너지를 순간적으로 사용하는 무산소성 에너지대사 능력은 높아 수축 속도는 지근섬유보다 두 세배 정도 빠르고 단시간에 큰 힘을 생산해내는 데 사용됩니다.

실제 근육량의 감소율이 10년에 걸쳐 남성은 5%, 여성은 2.5%인 것으로 보고되고 있고, 근육량 감소와 비만도 상승은 60세에서 69세까지는 약 2%에 불과하던 것이 80세 이상의 나이에서는 약 10%까지 증가한다고 합니다.

남녀의 근육량을 보면 여성이 남성의 64% 수준으로 현저히 낮습니다. 이는 20대에서 80대까지 큰 변화가 없습니다. 가장 빠르게 줄어드는 골격근은 허벅지 근육입니다. 특히 노인에게 더욱 심하게 나타나는 현상이라, 허벅지 근육의 감소가 20대에서 70대 사이에 25%에 이를 정도입니다. 나이가 먹음에 따라 이렇게 근육이 줄어드는 것은 여러 원인이 있지만 노인의 신체 활동 감소 때문이라고도 할 수 있습니다.

노화에 따라 근육이 감소하는 것에 대해 조금 더 깊이 알아둘 필요가 있습니다. 노인에게 나타나는 다양한 병적 증상들을 노인성 증후군이라 하는데, 그중에서 근감소증은 주로 팔다리에 분포한 골격근 감소에서 두드러지게 나타납니다. 육체적인 장애까지는 아니더라도 생활에 불편을 느끼고 죽음까지 불러올 정도의 근육 감소는 주로 신경장애, 호르몬, 면역, 영양, 신체 활동 요인 등으로부터 야기됩니다.

근감소증의 시작은 생리적인 노화에 의한 호르몬 작용 변화, 예컨대 성장호르몬이나 인슐린 저하로 시작되는 경우가 많습니다. 폐경기가 시작되면 근육 단백질 합성의 손상과 미토콘드리아 기능의 감소, 근육량과 근력·골밀도의 감소, 분해 대사 활성 등의 현상이 나타납니다. 이중 스트레스 호르몬은 근육의 단백질을 빠르게 용해하는데, 그 결과 근력 손실이나 기동성 제약이 따릅니다. 이는 또 신경근의 훈련 부족에 의한 신경근 손상, 자세와 균형성 난조를 초래하여 낙상과 골절 가능성을 높이고 병원 신세를 지게 만듭니다.

특징 3 — 뼈의 변화

살아 있는 조직인 뼈는 전 생애에 걸쳐 몇 차례 새 것으로 교체됩니다. 이런 주기는 보통 10년 간격으로 나타나는데, 이 기간을 거치면 신체에 있는 모든 뼈가 새로운 것으로 대체됩니다.

어린이의 경우 새로운 뼈가 더 빠른 속도로 형성되기 때문에 사춘기에는 골 질량이 40~70%정도로 증가하는 특성을 나타냅니다. 골밀도 증가는 보통 30세 즈음까지 계속됩니다.

그러다 골밀도가 줄어드는 시기가 옵니다. 바로 50세 전후입니다. 남성의 경우 골반과 허벅지 부위인 대퇴경부는 평균 1년에 1.5%, 척추는 0.45, 전신은 평균 0.1%씩 골밀도가 줄어들고, 여성은 폐경기 이후 50세에서 80세 사이에 대퇴경부와 척추에서 18%의 손실이 일어난다고 합니다. 30대 후반으로 갈수록 뼈가 형성되는 속도가 느려져 생성 속도가 해체 속도를 따라가지 못하다 보니 평균적으로 58세에 이르기까지 약 0.7%~1%의 뼈가 감소된다는 보고도 있습니다.

특히 여성은 일반적으로 뼈의 질량이 남성보다 약 10%가량 낮아, 폐경기 이후 1년에 2%~3%의 감소 속도를 보이다가 10년 정도 지나면 전체적으로 뼈의 무기질 함량이 1/3~1/2까지 유실될 수도 있습니다. 한 연구 결과에 따르면, 여성을 대상으로 조사한 결과 히

리뼈의 골밀도는 35세부터 줄어들기 시작해 55세부터 59세 사이 매년 2.46%씩 감소하고 발꿈치뼈의 골밀도 감소는 허리보다 5년 정도 빨리 시작된다고 합니다. 나이에 따른 골질량 감소는 50대의 경우 손목 주위, 60대는 척추, 그리고 70대는 고관절 주위에서 주로 발생한다는 연구 결과도 있습니다.

골밀도가 낮아지는 원인은 남성과 여성이 서로 다릅니다. 남성은 주로 혈청인산, 부신 안드로겐, 부갑상선호르몬 등이 영향을 미치지만 여성은 여성호르몬인 에스트로겐 결핍이 주원인이라고 합니다. 칼슘 조정 호르몬의 변화, 뼈 속 혈액 흐름의 변화가 곧 골 조직 관류 감소, 골 무기질 성분 특성의 변화, 그리고 뼈를 생성시키는 세포의 신진대사 활동과 그 수의 감소 등으로 이어지는데, 이는 노화와 관련된다는 연구도 이미 나와 있습니다.

뼈의 건강에 영향을 미치는 요인은 성별 구분이나 민족의 유전적 특성처럼 선천적으로 변화시킬 수 없는 것도 있지만, 식생활이나 운동, 체중 등 우리 노력으로 달라질 수 있는 부분도 있습니다.

우선 앞에서도 설명했듯이 남녀 성별의 구분입니다. 남성의 최대 골질량은 여성보다 10% 높습니다. 이러한 차이는 폐경기 이후 20%까지 높게 나타나, 여성의 뼈 구조는 남성보다 변화에 더 쉽게 반응하여 해면조직 지지대가 더 많이 단절되는 상황을 볼 수 있습니다. 그 결과 여성의 뼈를 구성하는 조직망이나 강도가 남성에 비해 더욱 빠르게 약해져, 골무기질 밀도가 $0.65g/cm^2$에 미치지 못하면 골다공증으로 발전할 가능성이 높습니다.

유전학적인 특징도 무시할 수 없습니다. 예를 들어 아프리칸 미국인, 멕시칸 미국인의 골 무기질 밀도는 전 세계 어떤 민족보다 높습니다. 반면 코카시안 미국인은 중간, 아시안 미국인에게서는 낮은 골밀도가 관찰된다고 합니다. 이미 타고난 특성이니 사람의 노력으로 바꿀 수 없는 흐름입니다.

호르몬 변화도 골밀도 감소에 큰 영향을 미칩니다. 특히 에스트로겐 감소가 골밀도에 가장 악영향을 끼칩니다. 내장에서 칼슘 섭취를 감소시켜 뼈 생성 세포를 손상시키기 때문입니다. 또한 뼈에서 칼슘의 항산성을 조절하는 칼시토닌과 일부 비타민D 대사 산물도 나이가 들어감에 따라 감소하며, 이러한 호르몬 감소와 나이로 인한 부갑상선호르몬 증가는 뼈 생성 이상으로 뼈 해체에 영향을 줍니다.

그다음이 식습관입니다. 고른 영양 섭취는 무엇보다 중요합니다. 그중에서도 칼슘은 골밀도에 직접적인 영향을 미칠 뿐만 아니라 골다공증 예방 및 치료에 매우 중요한 영양소입니다. 그런데 대부분의 성인들, 특히 여성들의 식생활에 있어 칼슘, 비타민, 무기질 섭취가 남성에 비하여 부족한 경향이 있습니다. 노인의 97% 정도가 칼슘 흡수를 촉진하는 비타민D의 섭취 권장량을 제대로 지키지 않는 것으로 나타났습니다.

나이가 들면서 가장 빠르게 활동성이 약화하는 기관 중 하나가 폐입니다. 폐는 20대에서 70대까지 약 15% 정도의 폐포, 즉 허파꽈리 표면적이 감소하고 폐활량의 단위당 폐포 수의 감소로 가스교환을 위해 필요한 면적도 축소됩니다. 노화에 따른 현상으로, 폐 근육이 전보다 탄력이 떨어져 호흡과 관련된 신체 활동을 증가시킴에 따라 폐활량도 떨어지기 때문입니다. 그래서 나이가 들면 젊었을 때보다 더 가쁘게 숨 쉬게 되는 것입니다.

1회 호흡량은 40~80세에 이르기까지 25% 정도 감소하는 반면 남아 있는 잔기용량은 25% 정도 늘어납니다. 잘 들어왔다가 잘 나가야 온몸에 산소가 골고루 돌아 건강 유지에 무리가 없는데, 그 반대인 셈입니다. 그래서 전체 폐활량은 호흡 근육의 근력 감소로 인해 약 5~10% 감소하는 것으로 나타납니다.

또한 노화로 인한 폐 기능 약화 증상 중 하나가, 폐포와 모세혈관에서 일어나는 산소 섭취 정도가 낮아진다는 점입니다. 환기란 폐포 내에서의 공기 흐름을, 관류란 모세혈관 내에서의 혈액 흐름을 뜻하는데, 이런 환기와 관류가 알맞은 비율로 활동을 하지 않으면서 영향을 받기 때문입니다.

호흡기 근육은 평생 규칙적인 리듬으로 수축해야만 하는 유일한 골격근이지만, 나이가 먹으면 폐 근육 근력의 감소를 피할 수 없습니다. 물론 폐 근육의 근력 감소가 노인들의 평상시 운동이나 일반적인 신체 활동을 하는 능력에 영향을 미치지는 않습니다. 다만 폐질환이라도 걸리게 되면 호흡기 근육이 자극을 받아, 더욱 쉽게 지치게 하는 원인이 될 수는 있습니다.

폐에 나타나는 변화를 하나 더 꼽아보면 주변 기관의 영향으로 인한 저산소혈증에 대한 반응 감소를 들 수 있습니다. 신체의 전반적인 환기 조절은 흉곽, 폐, 관절 부위에 있는 말초 감각기관 및 중추기관에 의해 좌우되는데, 노인의 경우 중추신경 활동과 호흡기 근육 감소 때문에 신경 전달이 느려지고 저산소혈증에 대한 호흡기 반응이 약 50%나 감소한다고 합니다.

호흡과 밀접한 관련이 있다고 말했던 심혈관계에서도 여러 변화를 관찰할 수 있습니다. 심혈관계는 심장, 혈액, 혈관 등을 포함하는 기본 구성 요소로, 세포 대사와 항상성 유지를 위해 산소와 영양소들을 운반하며 모든 살아 있는 세포들로부터 부산물을 제거하는 역할을 합니다.

건강한 성인의 안정시 심혈관 기능은 수축기 혈압을 제외하고는 노화에 의한 변화가 거의 없어 인체에 필요한 혈압과 혈류를 충족시킬 수 있지만, 운동을 할 때 필요한 심혈관 기능은 노화에 의해 능력이 떨어집니다. 나이가 들어감에 따라 큰 동맥들의 혈관 내벽이 두꺼워지고, 대동맥과 동맥 가지가 경직되기 때문입니다.

25세에서 75세 사이 경동맥의 탄력성이 평균 40%~50%가량 감소합니다. 수축기 혈압 증가에 따라 심장에 더 큰 부하가 가해지면서 심실의 벽두께는 대략 30% 정도 두꺼워지고, 소동맥들도 운동하는 동안 신경호르몬 신호에 낮은 반응을 나타내어 불안정하게 수축하면서 총 말초 저항이 증가해 고혈압 발생에 영향을 미치게 됩니다.

반면 노화로 인해 신경호르몬 신호에 반응을 나타내는 동맥 가지의 신경 조절 기능이 약해지면서, 항산성 반사의 반응력이 약해지고 기립성저혈압 증상을 느끼는 경우도 늘어납니다. 기립성저혈압은 장년층의 20%~30%, 75세 이상에서 30%~50%에서 일어나는 흔한 질병입니다. 앉아 있다가 일어날 때 현기증이나 정신 혼미, 무력증을 느낄 수 있고 심한 경우 기절을 하는 사람도 있습니다. 앉거나 누운 자세에서 갑자기 일어서면 노화에 따른 압력 수용체 반사 기능의 저하로 전신 혈압이 갑자기 떨어져 중요 기관으로 혈액이 유입되는 기능이 감소하고, 결국 전신 혈압을 심각하게 떨어뜨리는 결과로 이어지게 됩니다.

앞에서 말했던 총 말초 저항으로 다시 돌아가보면, 총 말초 저항은 노화에 따라 매년 1%가량 증가합니다. 동맥혈관의 경직성이 늘어나고, 혈관 확장에 대한 생화학적 메커니즘이 떨어졌기 때문입니다.

심박출량은 1회 박출량이 거의 변화가 없는 가운데, 심박수가 안정시에는 젊은 사람과 다르지 않지만 최대 심박수는 10년당 약 5~10회 줄어듦에 따라, 80세 노인의 심박출 계수는 힘든 운동 중에 25% 감소하는 것으로 나타납니다.

최대 산소 섭취량은 심박출량과 동정맥 산소 차이에 의한 것으로, 동정맥의 산소 차이는 노화에 따라 감소하여 65세 남성의 안정 측정치는 25세 남성 측정치에 비해 20%~30% 더 낮다고 나타났습니다.

나이가 들면 수축기와 이완기 혈압도 증가합니다. 동맥벽에 지방 물질이 쌓여 경화되거나 결합 조직이 두꺼워지고, 신경과민 반응이나 신장의 기능 부전으로 인해 동맥이 말초 혈액 흐름에 과도하게 저항을 주기 때문입니다.

특징 5 - 피부의 변화

우리 몸을 뒤덮고 있는 피부는 사람이 매일 볼 수 있는 유일한 신체 기관입니다. 외부 위험으로부터 신체를 보호하고 체온을 조절해주며 감각기관을 통해 외부 세계에 대한 많은 정보를 제공하는 역할을 하는, 신체 내부와 외부 세계의 경계가 바로 피부입니다.

그러나 우리가 보는 피부는 피부 전체 구조 중 가장 겉에 있는 표피에 해당할 뿐입니다. 외부와 맞닿아 있는 상피 조직인 표피는 외부 환경에 저항하는 장벽을 형성하는데, 표피의 가장 안쪽에 있는 층은 살아 있는 세포로서 증식과 복제를 계속하지만 계속 이어지는 각 표피층의 세포는 복제 능력이 점점 감퇴합니다. 따라서 표피 바깥층에 있는 세포는 사멸되어 각질 같은 형태로 우리 몸에서 떨어져 나갑니다.

표피 아래에는 진피라는 층이 있습니다. 표피보다 훨씬 두껍고 혈관, 모공, 그리고 신경뿐만 아니라 한선과 지선을 둘러싸고 있는 콜라겐 및 탄성섬유 조직을 지닌 피부입니다. 콜라겐 섬유는 피부에 힘을 제공하는 역할을 하고, 넓은 범위에 분포되어 있는 탄성섬유 조직은 우리가 움직일 때 피부가 반복해서 늘어났다가 다시 제자리를 찾게 하는 기능을 합니다.

피부의 구성 요소인 표피와 진피는 나이가 들어감에 따라 얇아지는데, 표피세포는 섬유조직의 혈액량이 시간이 지날수록 줄어들기 때문에 빠른 속도로 복제되지 못하고 조직도 유지되기 힘든 특성이 있습니다. 결과적으로 피부 세포는 점점 더 건조해지고 거칠어져 죽은 각질 세포가 늘어나게 됩니다.

진피 세포는 노화에 따라 콜라겐과 탄성섬유 조직의 퇴화가 따라옵니다. 그러면 진피는 더욱 얇아지고 약해질 뿐만 아니라, 탄성도 줄어들며 표면이 거칠어지고 덩어리지게 되어 조직 경화가 일어납니다.

노화로 인한 피부의 변화는 진피의 혈액순환이 감소하고 효율성도 떨어지기 때문입니다. 오랫동안 햇볕에 노출되면서 혈관 손상과 확장, 기미, 피부가 얇아지는 현상, 가늘고 거친 주름, 조직 변화, 암 등이 원인으로 작용할 수 있습니다. 흡연도 피부 노화에 큰 영향을 미칩니다. 흡연은 피부로 공급되는 산소량을 30% 감소시킨다는 연구 결과가 있습니다. 니코틴과 흡연으로 인한 다른 부산물 역시 미세혈관을 통해서 피부에 영향을 줍니다.

특징 6-근력과 순발력의 변화

근력은 일상생활은 물론 노동, 스포츠 활동 등 모든 신체 활동의 능력치를 좌우하는 요소입니다. 사전적 의미를 보면 근수축에 의하여 발생하는 장력의 총합을 뜻하며, 사람이 최대 힘으로 무거운 물건을 들어올릴 때 사용되는 개념으로 쓰이기도 합니다.

최대 근력은 20~30대에 최고조에 이릅니다. 그러다 서서히 떨어져 50대 이후부터 10년에 약 12~15%정도 감소하게 됩니다. 80대가 되면 근력 감소도가 더욱 높아져 10년에 약 30%씩 감소하는 것으로 알려져 있습니다. 노화에 의한 근력 약화는 근육량 감소에 의한 것보다 더 크게 작용하고, 접히는 근육인 굴근보다는 펴지는 근육인 신근에 미치는 영향이 더욱 크다는 연구 결과도 있습니다.

노인들이 자리에서 앉았다가 일어날 때 '아이고!' 라는 신음 소리를 내며 천천히 몸을 일으켜 세우는 것은 자연스러운 반응입니다. 하체 근력 손실로 인해 근력운동 능력이 떨어졌기 때문에 근육을 빠르게 움직일 수 없으니까요. 더욱이 근력 감소로 인한 움직임 저하는 빠르게 걷거나 계단을 오를 때 더 두드러질 수밖에 없습니다. 전문 용어로 '무릎신전력' 이나 '지면반력' 등이라 하는데, 전체적으로 능력치가 떨어져 걷는 속도나 움직임이 느려지게 됩니다.

노화에 따른 근력 감소는 근육량 손실에 따른 영향이 큽니다. 이를 근감소증이라 하며 이러한 근감소증에 의한 근육량 감소는 근섬유의 특징, 신경 시스템, 근육 혈관의 혈류 속도 변화 정도에 따라 달라집니다. 또한 질병 증가, 영양결핍, 신체 활동 수준의 감소가 직접적으로 근력 손실을 초래하고, 간접적으로는 근위축 증가가 근력을 감소시키기도 합니다.

노화와 근육의 연관 관계를 알려면 근섬유의 특징에 대한 정리가 필요합니다.

첫째, 노화에 따른 근육량 감소는 주로 속근섬유에서 이루어집니다. 속근섬유는 단시간에 큰 힘을 내게 하는 근육이고 속근섬유를 운동시키기 위해서는 저항성운동이 필요하다고 앞서 설명한 바 있습니다. 바로 그 속근섬유가 줄어들면 근력 약화는 더욱 빨라집니다.

둘째, 근육의 질의 변화도 근력에 영향을 미칩니다. 근육의 질이 떨어지면 각 근섬유당 생산해내는 힘의 양도 감소하는데, 이러한 힘의 양은 고령자에게서 20%의 감소를 보입니다.

셋째, 근육수축의 질도 변합니다. 근수축과 이완 사이에 시간이 길어지면 사지를 가속하는 능력이 떨어집니다.

그 외 신경 시스템의 변화가 있습니다. 운동신경세포와 그것이 지배하는 근섬유를 운동 단위(motor unit)라 합니다. 대략 30대 이후부터 전체 운동 단위의 1%가 감소하기 시작하고 60세 이후에는 감소 비율이 더 높아집니다. 운동 단위의 손실은 척수의 운동신경이

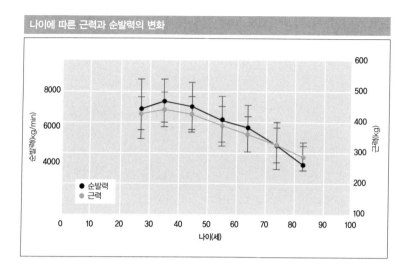

나이에 따른 근력과 순발력의 변화

죽기 때문이라는 것이 의학계의 설명입니다.

또한 노화로 인해 근 혈류 속의 모세혈관 수가 감소하고, 이로 인해 산소 교환 능력을 향상시키는 모세관 현상이 감소하며, 따라서 산화 능력의 감소로 이어져 유산소성 운동 능력을 떨어뜨립니다.

근육의 양적 질적 퇴화는 자연히 순발력에 영향을 미칠 수밖에 없습니다. 순발력은 힘을 급속하게 생산해내는 능력으로, 시간당 하는 일의 차이라고 할 수 있습니다. 순발력을 계산할 때는 계단을 최대한 빠르게 오르는 능력치를 따져봅니다. 나이와 관련된 변화는, 절대 순발력이 10년에 약 6~11%, 신장이나 체중에 비교되는 상대적 순발력이 6~8% 정도 감소합니다.

노화에 따른 순발력 감소는 근력 감소보다 더 크게 나타납니다.

비슷한 나이에도 불구하고 순발력은 근력보다 10년에 10% 이상 더 감소하는 것이 보편적인 특성입니다. 속근섬유의 최대 순발력 생산이 지근섬유보다 4배나 높은데, 노화에 의한 근육 감소는 지근섬유보다 속근섬유에서 더 빨리 진행되기 때문입니다.

순발력은 우리 일상에서 벌어지는 모든 일들에서 신체 기능을 유지하는 데 매우 중요한 역할을 합니다. 순발력이 떨어진다는 것은 또한 일시적인 균형을 잃었을 때 바로 균형을 다시 잡는 능력이 떨어진다는 의미이기 때문입니다. 노인들이 등산이나 일반 보행 중에도 자주 낙상을 당해 병원 신세를 지는 것은 바로 이런 순발력 저하로 인한 경우가 많습니다. 보통 약한 순발력은 약한 근력에 비해, 이동시 손상 위험을 2~3배 더 크게 만든다고 보고 있습니다.

특징 7-유연성 변화

유연성은 한 개 또는 여러 개의 관절 주위에서 일어나는 움직임의 범위로, 관절, 힘줄, 인대, 근육 등 부드러운 조직의 상태와 조건에 따라 달라집니다. 이러한 조직들이 부드럽고 잘 구부러질 때 관절의 운동 범위는 최대가 됩니다.

유연성을 잃으면 관절에서 만들어질 수 있는 움직임의 양과 성질이 줄어들 뿐만 아니라, 관절과 관절을 가로지르는 근육이 손상을 입을 확률은 높아집니다. 그 외 근육의 뒤틀림, 인대 손상 또는 박리 현상이 일어날 수도 있습니다.

사람의 작은 행동이나 움직임에는 모두 유연성이 필요합니다. 예를 들어 옷의 등 부분에 있는 지퍼를 올린다든지 긴 옷을 머리 쪽으로 입고 벗는 일, 안전벨트를 채우기 위해 몸을 뻗는 일, 머리 위의 높은 선반에 물건을 놓는 일, 또는 뒷주머니에서 지갑을 꺼내는 일 등은 상체가 움직일 수 있는 운동 범위가 충분해야 가능합니다. 반면 몸통 구부리기, 물건 들어올리기, 뻗기, 웅크리기, 걷기, 계단 오르기 등의 활동에는 하체의 유연성 정도가 매우 중요하게 작용합니다.

이와 같이 관절의 유연성은 효과적인 신체 움직임에 꼭 필요한 능력입니다. 그러나 관절 사용량이 적을 경우 그 관절을 지나는 근육은 짧아지고, 근육이 짧아지면 점차 운동 범위가 작아지는 결과를 낳습니다. 그러니 평소 관절의 유연성을 높여주기 위한 활동이나 운동 범위 확대를 위해 자주 노력해야 합니다. 이런 작은 노력이 관절의 유연성을 지속적으로 유지할 수 있게 해주는 방법입니다.

관절의 운동 범위는 30세에서 70세에 이르기까지 최고치의 20~30%가 감소합니다. 남성의 유연성 저하 속도가 여성보다 빠르고, 특히 척추 유연성이 크게 떨어지는 경향을 보이기도 합니다.

미국 YMCA센터의 실험에 의하면 장딴지와 허리의 유연성은 10년에 약 2.54cm로 15%가 감소했고, 다른 연구는 척추 뒤로 젖히기가 노인은 청년의 50%에 불과하다는 결과를 내기도 했습니다. 발목 관절 또한 여성은 50%, 남성은 35% 줄어들었다고 합니다.

이러한 노화에 따른 유연성 변화는, 사용량 감소로 오래된 근육의 연결 조직이 순응력을 잃었기 때문입니다. 노화에 따른 유연성 감소가 상체 숙이기에서 가장 적게 나타나는데, 상체를 뒤로 젖힐 일은 일상에서 별로 많지 않지만 일상 활동 대부분에서 상체를 숙이는 동작을 더 많이 하기 때문이라고 추측할 수 있겠습니다.

특징 8-평형성 변화

쉽게 말해 균형을 잘 잡는 운동 능력이 평형성입니다. 일반적으로 안정된 지면 위에 바로 선 자세를 정적 평형성, 지면을 통한 기울기, 이동, 그리고 보행은 동적 평형성으로 분류합니다.

우리가 서 있을 때와 움직이는 상황에서 평형성을 유지하는 것은, 다양한 감각 체계에 의해 주위 환경에서 일어나는 정보와 우리 자신이 행한 행동의 결과에 대한 정보를 제공받고, 인지 체계의 도움을 받아 이를 운동 체계로 전달하여 근육군에서 수축하는 신경계의 결과입니다. 균형을 잡는 일은 무척 쉽고 간단해 보이지만 우리 신체의 많은 능력 체계가 다 조화를 이룰 때 가능한 것입니다. 따라서 감각과 운동 사이의 연속적인 상호작용을 원활하게 할 수 있는 것이 중요합니다.

그런데 노화로 인한 운동 능력이나 감각의 둔화로 평형성을 유지하는 것이 어려워지기도 합니다. 평형성 유지는 크게 세 가지 체계의 영향을 받습니다.

변화 중 하나는 바로 운동 체계에 나타납니다. 운동 체계의 변화는 근력 감소, 특히 하체 근력 감소에 의한 것으로, 이는 50세와 70세 사이에 30% 정도 감소하며 80세 이후는 더욱 급격히 감소하게 됩니다. 근력 감소는 예상하지 못한 상황에서 평형성을 잃었을 경우 효과적으로 대처하는 능력을 떨어뜨리게 됩니다.

평형성은 인지 체계의 변화에도 영향을 받습니다. 나이에 따른 인지 체계의 손상은 적어도 65세 이상인 경우 10% 정도에서 경험하고, 80세 이상의 노인에게서는 50% 이상이 경증 결함에서 치매의 범위까지 어떤 형태로든 인지 손상을 갖게 됩니다.

주의력, 기억력, 그리고 사고력의 정보처리에 일어나는 인지 손상은 노인이 환경에서 일어나는 변화를 예지하고 적응하는 데 어려움을 겪게 합니다. 실제 새로운 환경에서 우리가 평형성을 유지하는 것은 발목, 엉덩이, 걸음 등으로 이어지는 자세 조절 전략에 따른 것입니다. 그러나 노화로 인해 발과 발목의 감각이 현저하게 떨어지고, 엉덩이 부분의 근육 감소와 걸음을 조절하는 하지 근육량과 속도 감소 등은 노인들로 하여금 평형성 조절에 어려움을 느끼게 합니다. 그래서 나이가 들면 낙상 사고의 위험이 높아질 수밖에 없습니다.

마지막으로 감각 체계의 변화입니다. 감각 체계는 시각계, 체성 감각계, 전정계로 나닙니다.

시각계의 변화

시각계는 우리 주위의 환경에 대한 시각 구조를 제공하고 주위 환경 내에 있는 물체와 관련된 우리의 공간적인 위치를 알려주는 역할을 합니다. 그러나 나이에 따른 시각계의 말초 구성 요소의 변화로 말초 부위의 민감성이 감소합니다. 백내장, 녹내장, 반점 퇴화 등이 시각계의 공통적인 질병입니다.

체성감각계의 변화

체성감각계는 지지면과 관련된 신체의 공간 이동과 움직임, 서로 관계가 있는 신체 분절의 위치와 움직임에 대한 정보를 제공하는 체계입니다. 그런데 나이가 들면 지지면의 질량과 하지 부하에 대한 정보를 제공하는 발바닥 면에 있는 피부 수용체의 민감성이 감소합니다. 특히 근육과 관절 수용체의 민감도 감소 때문에, 재빠른 자세 조절이 필요한 상황에서 어려움을 겪곤 합니다.

전정계의 변화

전정계는 지면이나 수평면과 같은 외적 대상이 아닌, 내적 지면에 관련된 머리의 중력과 직선 그리고 각도와 속도를 측정합니다. 모발세포의 밀도 감소가 30세 이전에 시작되고 머리 움직임에 대한 감각의 감소가 일어나며, 70세의 나이에는 40% 정도가 감소된다고 추정됩니다. 전정 안구 반사도 나이 증가에 따라 완만하게 감소하여, 노인은 복잡한 시각 환경에서 불안정을 느끼게 되고 불안정한 인지로 인하여 어지럼증을 호소하기도 합니다.

특징 9 - 걸음걸이의 변화와 낙상

노화가 진행되면서 건강한 노인의 걸음걸이는 젊은 성인과 다르게 나타납니다.

가장 중요한 변화는 보행 속도입니다. 평균적으로 낙상 경험이 없는 건강한 노인의 걸음걸이는 젊은 성인의 속도보다 약 20% 정도 느리고, 빠른 속도로 걸을 때는 약 17%의 차이가 납니다.

이처럼 보행 속도가 느려지는 까닭은 보폭 길이의 감소가 그 원인입니다. 팔의 움직임이 작아지고, 엉덩이, 무릎, 발목의 회전, 이중지지 시간의 증가 그리고 발끝이 떨어지기에 앞서 지면에 닿아있는 고정된 발이 포함된 여러 형태의 보행으로 달라진 걸음걸이가 나타납니다.

낙상은 모든 나이에서 일어날 수 있지만 노인에게는 심각한 문제가 됩니다. 65세 이상 노인의 30%가 1년에 적어도 1번 이상 낙상 정도의 부상을 경험하고, 75세 이상 노인의 50%가 낙상을 경험하고 있습니다. 낙상은 심각한 상해나 죽음을 초래하지는 않지만 신체적 · 사회적 활동의 제한을 초래하고, 의존성을 증가시키기 때문에 장기간 보호를 필요로 합니다.

낙상 자체는 노화 과정의 일반적인 형태는 아니라고 할 수 있어도, 여러 노화 증상이 낙상 비율을 증가시키는 데 영향을 미칩니다. 또 가정과 주변 환경의 장애물도 낙상의 한 요인으로 작용합니다. 예를 들면, 주거 환경에서 노인에게 가장 위험한 곳이 집 출입문의 바깥 계단, 마루의 안쪽 층 계단, 욕실이나 욕조 등입니다. 그래서 노인이 있는 집에는 곳곳에 전등을 설치해 위험 요소를 빨리 감지하도록 환경을 바꾸고, 계단에는 잡고 내려갈 수 있는 난간을 마련하고 욕실이나 욕조 앞에 손잡이를 두는 것도 좋습니다.

노인들의 낙상 비율을 증가시키는 공통적인 위험 요소는 근육 약화, 관절염, 평형성과 보행의 손상, 불안전한 자세, 사전 낙상의 경험, 시각적 결손, 제한된 일상생활의 활동, 의기소침, 인지 손상 그리고 80세 이상의 연령 등입니다. 여기에 더하여 진정제와 최면제, 항우울제, 벤조디아제핀, 신경 이완제 등의 항정신성 약물과 항부정맥 약물, 그리고 이뇨제와 같은 약물은 낙상에 대한 위험을 상당히 증가시키는 것으로 보고되고 있습니다.

낙상의 위험 요소가 증가할수록 사고도 늘어납니다. 낙상을 경험한 지역에 거주하는 노인에게서 위험 요소가 하나일 때는 낙상에 대한 노인의 위험률이 10% 증가하지만, 위험 요소가 네 가지 이상일 때에는 네 배가 아닌 69%나 증가했다고 합니다.

04

운동이 우리 몸에 미치는 영향

누구나 나이를 먹지만 겉으로 드러나는 변화나 체력의 후퇴 정도는 사람마다 다릅니다. 나이 일흔에도 신체 나이는 50대에 머물러 있는 사람이 있는가 하면 아직 환갑도 안 된 사람이 일흔의 몸으로 살기도 합니다. 노화는 누구에게나 같은 속도로 다가오지 않습니다.

물론 앞에서 살펴본 것처럼 노화의 원인 중에는 사람의 노력으로 바꿀 수 없는 부분도 많습니다. 그러나 꾸준한 운동과 식단 조절 등의 노력으로 노화 속도를 늦추는 것은 충분히 가능하다는 사실도 확인할 수 있습니다. 실제 그런 연구 결과도 속속 발표되고 있습니다. 단순히 신체 기능뿐 아니라 뇌 건강에도 영향을 미친다는 연구 결과가 나오기도 했습니다. 운동과 뇌기능 변화에 대한 연구를 진행한 결과 꾸준한 유산소운동이 치매 예방에 도움을 준다는 결과를 확인했다는 것입니다.

그렇다면 운동은 과연 신체 기능의 어떤 부분에 영향을 미치는 걸까요?

크게 구분해보면 심장과 폐의 기능을 강화해 전체적인 에너지 흐름의 노화를 막는 데 도움을 줍니다. 두 번째는 저항성운동 등을 통한 근육 강화가 신체의 힘을 더욱 단련시켜, 노화로 인해 발생하는 여러 증상을 완화합니다. 그리고 꾸준한 운동은 골밀도 증가에도 좋은 영향을 미쳐, 우리 몸을 지탱하는 가장 근본이 되는 뼈를 튼튼하게 만듭니다.

유산소운동으로 심장과 폐를 튼튼하게

오랜 시간 지구력을 요하는 유산소운동을 꾸준히 하면 심폐 지구력이 향상됩니다. 나이가 들면 기운이 떨어진다, 조금만 움직여도 힘들다 하는 말을 자주 하는데, 이는 폐와 심장의 기능이 떨어지면서 충분히 산소를 호흡하지 못하고, 호흡한 산소를 몸 구석구석으로 배달하는 심혈관 기능의 저하 때문입니다.

유산소운동은 우리 몸의 최대 산소 섭취량을 증가시켜 폐와 심장을 튼튼하게 만들어줍니다. 심지어 꾸준한 운동의 효과로 모세혈관의 수나 혈액량도 증가하게 됩니다. 유산소운동이 어떤 효과를 가져오는지 하나씩 짚어보겠습니다.

최대 산소 섭취량 증가

장기간의 지구력 트레이닝은 심장 중 심실의 크기와 기능을 향상시킵니다. 잠시 예전에 학교 다닐 때 배운 심장 구조를 복습해볼까요. 심장은 정맥과 연결된 심방과 동맥과 연결된 심실로 나눕니다. 동맥과 연결된 심실은 혈액은 온몸으로 내보내는 기관입니다. 피를 잘 뿜어내야 하고 이런 압력을 견뎌야 하니, 심실은 심장의 다른 부위보다 벽이 두껍습니다.

심실에서 피가 잘 뿜어져 나가야 건강하다는 사실은 당연한 이치입니다. 그런데 유산소운동을 통해 심실 기능이 강화되면 한 번에 피를 뿜는 정도를 뜻하는 일회 박출량이 증가하고, 일회 박출량이 증가하면 평소에는 물론 운동을 한 뒤에도 심장이 많이 힘겹지 않습니다. 평소 운동을 안 하던 사람이 조금만 뛰어도 심장이 터질 것 같다거나 가슴이 심하게 두근두근 대는 것은 몸의 심박수가 그만큼 증가했다는 뜻입니다.

이렇게 운동을 했을 때나 안했을 때 심박수에 큰 변화가 없는 상태가 되면, 활동근에 분포된 모세혈관의 수를 증가시켜 근육과 혈액 사이의 물질교환을 원활하게 하기도 합니다. 활동근의 혈류가 증가하면 이와 함께 혈장의 양도 증가하고, 그러면 혈액의 끈끈한 정도를 나타내는 혈액 점성도 감소하게 됩니다. 다시 말해 혈액의 산소 운반 능력이 높아진다는 말입니다. 그러면 근육의 유산소 대사 능력도 향상되고 동정맥 산소차를 증가시키는 데 기여하여 최대 산소 섭취량이 증가됩니다.

운동으로 인한 최대 산소 섭취량 증가는 남자 노인의 경우 증가분의 3분의 2는 심박출량의 증가 때문이고, 3분의 1은 동정맥의 산소 차이 때문입니다. 반면 여자 노인의 최대 산소 섭취량 증가는 단지 말초의 적응, 즉 동정맥 산소 차이에 원인을 두고 있습니다.

하지만 이런 남녀 차이기 젊은 사람들에게도 발견되는 특성은 아닙니다. 여자는 폐경기 이후 운동 반응에 성호르몬이 작용하기 때문입니다.

평균 77세의 남녀를 대상으로 주 3시간씩, 1년 동안 지구력 운동과 저항성운동의 복합 운동을 시킨 결과, 최대 산소 섭취량이 양쪽 그룹 모두에서 의미 있는 증가 추세를 나타낸 바 있습니다. 또한 여성 노인들에게 12주간에 걸쳐 60~70% 강도로 유산소운동 그룹과 저항성운동 그룹으로 구분 운동을 실시한 결과 최대 산소 섭취량은 양쪽 모두 유의미한 증가가 있었습니다.

폐환기 능력 증가

1분 동안 폐로 들어오는 공기량을 환기량이라고 합니다. 내뱉는 공기의 양까지 합쳐 부르는 것은 폐활량입니다. 그러니 폐환기란 호흡을 통해 폐에 공기가 드나드는 것을 말합니다. 안정시의 폐 기능은 운동에 의해 영향을 받지 않지만, 지속적인 지구력 트레이닝은 호흡근의 지구력을 향상시켜 폐환기 능력을 장시간 유지할 수 있는 효과를 가져옵니다. 한 번 호흡에 더 많은 산소가 들어오므로, 들이쉰 공기 중에서 산소를 이용하는 능력도 증가됩니다.

심실 용적 증가

지구력이 강한 선수는 오랜 시간 동안의 훈련으로 1회 박출량이 증가합니다. 그러면 심실 확장의 자극을 받아 심장이 비대해지고, 이를 '스포츠심장'이라고도 합니다. 심실 용적이 증가하면 1회 박출량을 증가시키고 이는 안정시나 동일 운동 부하시 심박수 감소를 나타냅니다. 최대 운동시에는 최대 심박출량이 증가하도록 최대 산소 섭취량의 향상에 기여하게 됩니다.

모세혈관 수 증가

꾸준히 지구력을 요하는 운동을 하면 활동근에 분포된 모세혈관의 수를 증가한다는 연구 결과가 학계에 계속 보고되고 있습니다. 일반적으로 지구력 향상 운동을 한 선수의 경우 골격근의 모세혈관 수가 일반인에 비해 20~50% 정도 많고 근육 속의 마이오글로빈 농도도 증가한다고 합니다.

골격근 조직의 이러한 변화는 혈액 확산 면적을 늘려 근육과 혈액 사이의 물질교환을 원활하게 하며 활동근으로 분포한 잠재적 세

동맥의 개통을 증가시킵니다. 뿐만 아니라, 내장기관으로부터 활동근으로 혈류를 재분배해 활동근의 혈류를 증가시켜 근육의 산소 추출량을 증대하고 동정맥 산소 차이를 향상시키게 됩니다.

혈액량 증가

지속적인 유산소운동은 전체 혈액량을 증가시킵니다. 발표된 연구 결과들을 보면 총 적혈구 수는 10~20%, 혈장량은 20~30% 정도 증가한다고 합니다. 이러한 혈장량 증가는 혈액 히서 천싱을 발생시기 힐액의 점성을 감소시키지요. 피가 끈적거리지 않으니 혈액의 이동이 쉬워지고 그러면 혈액의 산소 운반 능력도 함께 높아집니다.

또한 혈장의 양이 증가하면 땀이 많이 나는 더운 환경에서 운동을 했을 때 체온조절을 위한 피부 혈류가 증가하더라도 활동근의 혈류량이 높게 유지돼, 고강도 운동을 오래할 수 있게 됩니다.

고혈압 완화

지구력 운동, 특히 규칙적인 유산소운동은 나이나 성에 관계없이 심박수와 심박출량을 증가시키고, 이로 인해 동맥벽의 기계적인 수축과 이완 활동을 활발하게 만들어 노화로 인한 동맥벽의 탄성 저하를 예방할 수 있습니다. 동맥벽의 탄성이 높으면 혈관의 말초 저항 증가를 방지하여, 혈압을 정상으로 유지 또는 감소하는 데 도움을 얻습니다. 노인들의 고혈압 위험이 낮아진다는 말이기도 합니다.

이러한 운동 후의 저혈압 효과는 몸이 따뜻해지는 효과와 화학 물질의 국소적인 생산, 호르몬과 그 수용체 변화 등으로 다리와 내장기관 혈관의 이완과 확장이 일어나기 때문이라고 볼 수 있습니다. 아주 심하지 않은 고혈압 환자들은 운동에 반응하여 수축기 혈압은 8~12mmHg 감소되고, 이완기 혈압은 6~10mmHg 정도 감소된다고 합니다. 이러한 효과는 몸무게나 식단과는 상관없는 것입니다. 운동의 기준에서 중요한 것은 운동 강도보다 빈도로, 매일 운동하는 것이 중요합니다.

〈한국사회체육학회지〉에 실린 운동 실험 연구 결과에 따르면 남녀 고령자 30명을 대상으로 12주간 복합 운동 실시 후 혈압 변화를 조사해보니, 수축기 혈압은 143.31mmHg에서 128.88mmHg로 9.8% 감소했고 이완기 혈압은 76.94mmHg에서 72.25mmHg로 6.2% 감소했다고 합니다. 가천의과대학 김창균 박사는 복합 운동 트레이닝이 대사 증후군에 미치는 영향을 알아보는 연구를 통해 12주간의 꾸준한 운동 이후 이완기 혈압이 6.83% 개선되었음을 확인했다는 결과를 발표하기도 했습니다.

혈압에 대한 운동 효과는 개인차가 크고 유전적 요인에 의해 영향을 받기 때문에 일관된 기대를 갖기는 어려우나, 트레이닝 전에 혈압이 경계선에 있거나 약간 고혈압 상태에 있던 사람은 트레이닝 후에 안정시 혈압이 낮아지고, 이같은 혈압의 감소는 수축기가 평균

11mmHg 정도이며, 확장기가 8mmHg 정도로 개선되기도 합니다

심장 질환의 감소

지속적인 운동은 심장근육을 키우고 관상동맥을 확장합니다. 심장이 크고 동맥이 잘 뚫려 있어야 심장 활동도 활발해집니다. 꾸준한 유산소운동을 한 사람은 그렇지 않은 사람에 비해 혈관이 넓고 혈전도 적어 심장 발작이 위험은 그만큼 떨어집니다. 심장 건강을 위한 운동이 특별히 힘들 필요는 없습니다. 매일 하는 집 안 청소, 상점까지 걸어가기, 계단 오르기 등 하루 30분 정도 숨 가쁘지 않게 몸을 움직일 수 있는 활동으로도 변화를 기대할 수 있습니다.

근육량은 늘리고 체지방량은 줄인다

운동 종류에 따라 우리 몸에서 사용하는 근육은 달라집니다. 크게 유산소운동과 저항성운동으로 나눠 생각하는데, 근육량을 늘리는 데는 유산소운동보다 저항성운동이 더 효과적입니다.

유산소운동과 근육량

일반적으로 유산소운동은 골격근 증가에는 거의 효과가 없다고 알려져 있습니다. 걷기나 사이클, 조깅 등이 대표적인 유산소운동인

데, 근육량이나 근력 증가는 물론 골관절염, 관상동맥성 심장병, 우울증 등에도 유산소운동보다는 저항성운동이 더욱 효과적입니다.

하지만 유산소운동도 미토콘드리아 항상성과 골격근 단백질대사의 조절 작용을 통하여 골격근을 확대하는 영향을 미칩니다. 한 연구 사례를 보면 12주간 유산소운동 한 결과 7% 이상 골격근이 증가해, 저항성운동을 통해 골격근이 증가한 수치인 9%와 큰 차이를 보이지 않았습니다.

국내에서 실시한 연구 조사 중에는 40대 여성을 대상으로 10주간의 유산소운동 이후 근육량을 살펴본 결과도 있습니다. 유산소운동이 근육량 변화에 의미 있는 변화를 주기는 했으나, 저항성운동과 함께한 복합 운동에 비해 40% 수준에 불과했습니다.

물론 저항성운동이 성별을 막론하고 상하체 근력을 고르게 길러준다고 할 수는 없습니다. 실제 외국의 연구 사례를 보면 남성 노인을 대상으로 고강도의 에어로빅을 주3회 24주간 실시한 결과 상지근력은 16.75% 증가했으나 하지근력은 오히려 5.30% 감소한 결과가 나왔습니다. 반면 여성 노인을 대상으로 같은 운동 실시한 결과는 상하 근력이 모두 증가해, 상지근력은 1.49%, 하지근력은 5.60% 증가했습니다. 결국 유산소운동과 근육량과의 관계는 일률적이지 않지만 유산소운동만으로는 근육과 활동 체력을 기르는 데 한계가 있다는 사실은 확인할 수 있습니다.

저항성운동과 근육량

세포 간의 정보 전달에 관여하는 단백질인 사이토카인이 있습니다. 이 중에는 염증성 사이토카인도 있는데, 몸에 염증성 사이토카인 늘어나면 염증 반응이 일어나게 됩니다. 그리고 양이 늘어나면 근감소증이나 불구로까지 이어지기도 합니다. 그런데 고강도의 저항성운동을 지속적으로 하면 의학적인 변화로 열충격 단백질 합성에 변화가 생기게 됩니다. 열충격이나, 산화 스트레스, 감염 등과 같은 스트레스 상태에서 세포 내 단백질에 좋은 영향을 미쳐 온전한 세포를 보호해, 근육에 좋은 영향을 끼친다고 합니다.

저항성운동이 근육에 미치는 영향은 그밖에도 많습니다. 근육 단백질의 대사율을 높여줘 위성 세포의 확장과 분화를 유도할 수 있고 기존 근섬유에 새로운 근육핵을 융합하여 근섬유도 늘어납니다. 근육이 늘어나고 커지는 만큼 노인의 근력을 강화하는 효과를 얻기도 합니다.

노인의 경우 일반적인 신체 활동이나 충분한 단백질 섭취만으로는 노화에 따른 골격근 감소를 예방하기 어렵습니다. 그래서 저항성운동을 통해 근육량을 늘리고 근력을 확대하려는 노력이 필요합니다. 근력이 유지되어야 일상생활을 하는 데 어려움이 없고 에너지도 촉진돼, 다른 신체 기능도 건강하게 유지할 수 있습니다.

연구에 따르면 주 3회, 10일 정도의 고강도 저항성운동만으로도 근육량이나 근력 변화를 바로 확인할 수 있다고 합니다. 코펜하겐

대학병원의 크리거 박사 연구팀은 초고령자라고 해도 저항성운동을 꾸준히 하면, 근육량과 근력 변화를 꾀할 수 있고 근섬유도 확대되어 골격근을 강화하는 효과를 얻게 된다고 합니다. 그러니 70~80대의 고령자라고 해도 나이 때문에 운동하기 너무 늦었다는 생각은 하지 않는 것이 맞습니다.

운동에 의한 근력 증가는 단순한 근비대보다 그 효과가 큽니다. 골격근의 구조는 물론 기능까지 잘 유지하기 위해서는 평생 운동을 꾸준히 하는 것이 그만큼 중요합니다. 물론 운동 효과를 적절하게 끌어 올리려면 무조건 무리하게 운동하기보다 운동자의 기초 체력이나 운동 빈도, 기간, 강도, 운동량, 휴식 시간 등에 대한 프로그램이 필요합니다.

게다가 근력 증강 운동은 몸 곳곳의 체지방을 감소하는 데 도움을 줍니다. 몸무게에서 지방을 빼고 단백질과 무기질, 체수분만 측정한 제지방량이 늘어난다는 뜻이기도 합니다.

메릴랜드 대학교 스포츠역학 학과에서 평균 60세의 남성을 대상으로 16주간의 근력운동 후 체지방률 및 제지방량 변화를 조사한 결과, 체지방률은 27.2%에서 25.0%로 감소한 반면 제지방량은 62kg에서 64kg 증가해, 근육량의 실질적인 증가에는 저항성운동이 효과적이라는 사실을 입증한 바도 있습니다.

체지방에 대한 효과

유산소운동은 산소를 이용하여 ATP를 합성하는 과정이라고 할 수 있습니다. 우리 몸의 에너지 공장인 미토콘드리아 안에서 탄수화물, 지방, 단백질이 산화되면서 ATP가 생산됩니다. 그런데 운동 지속 시간이 3분 이상 소요되면 주로 유산소성 체계에 의존해 ATP 생성이 이뤄집니다. 따라서 저강도 또는 중강도 운동 시간을 늘리면 우리 몸은 에너지 생성에 필요한 탄수화물의 고갈을 방지하기 위하여 에너지원으로 지방을 더 많이 사용하게 됩니다. 유산소운동에 의해 체지방량이 줄어드는 원인입니다.

저항성운동은 조금 다릅니다. 근육을 키우는 데 적합한 저항성운동의 에너지 공급은 무산소와 유산소 과정 모두에서 이뤄지는데, 이때 사용되는 연료는 주로 탄수화물 3/4, 지방 1/4가량입니다. 운동 강도가 높을수록 탄수화물의 이용이 높고, 운동 강도가 낮을수록 지방 이용이 증가합니다. 다이어트를 해본 사람이라면 종종 글리코겐이라는 용어를 들어보았을 겁니다. 섭취한 탄수화물은 포도당으로 변환된 후 근육이나 혈액, 간 등에 글리코겐 형태로 저장됩니다. 그런데 글리코겐이 몸에 충분히 쌓여 있지 않으면 저항성운동 중 필요한 탄수화물을 대신 단백질을 분해해 에너지로 이용합니다. 체지방량 감소를 위해서라면 저항성운동만 해서는 큰 효과를 보기 어렵다는 사실을 여기에서 알 수 있습니다.

이와 관련한 실험 결과는 다양합니다. 우선 일본 요코하마 리켄 연구소는 남녀 고령자를 대상으로 주 3회, 1년 간 고강도 유산소운동 이후 체지방률이 얼마나 낮아지는지 조사해보았습니다. 연구가 끝날 무렵 실험 참가자들의 체지방률은 약 5.27%감소했습니다. 같은 조건은 아니지만 고령 남성을 대상으로 주 3회 12주간의 고강도 저항성운동 실시 후 체지방량과 체지방률 변화를 측정한 다른 연구에서는, 체지방은 3.06%, 체지방률은 3.0% 감소했다는 측정 데이터를 얻기도 했습니다.

하지만 균형 잡힌 건강한 몸을 원한다면 한쪽으로 치우친 것보다는 두 운동 모두 병행하는 것이 가장 좋은 방법입니다. 듀크 대학의 매디컬 센터의 실험 결과에 따르면 고강도 저항성운동과 유산소운동을 병행한 복합 운동 실시 후 체지방량은 6.99%, 체지방률은 5.20% 감소한 반면, 유산소운동만 실시한 뒤에는 체지방량은 4.78%, 체지방율은 2.56% 감소해 변화 폭이 그만큼 적었습니다.

신체 구성 평가 방법

인체의 체지방 또는 제지방을 측정하거나 운동 효과를 분석하려면 신체 구성 평가가 필수입니다. 신체 구성을 평가하는 방법은 수중체중법, 피하지방 측정법, 인체 계측법, 근접 적외선 상호법, 생체전기저항 측정법(bioelectrical impedance analysis: BIA) 등이 있지만, 그중 일반적으로 자주 사용하는 방법은 BIA입니다. BIA는 지방조직이 전류의 절연체로 작용해 전기저항이 높은 특성을 이용하는 것으로, 평균 3% 범위의 표준오차는 있어도 다른 방법에 비해 평가 비용이 저렴하다는 장점이 있습니다.

그 외 비교적 최근에 개발된 방법으로 미량의 X선을 이용하는 이중 에너지 방사선 흡수 계측기법이 있습니다. 주로 사지 골격근량을 측정하는 데 많이 쓰이고 정확도와 재현성 면에서 오차가 1.5% 내외에 불과합니다. 전신 스캔 시간이 6~7분으로 피폭량이 적다는 장점이 있습니다.

총골격근량과 사지 골격근량은 CT니 MRI로도 측정이 가능하지만 측정료가 비싸고 방사선을 쐬는 피폭량이 많은 것이 단점입니다.

운동은 골밀도를 증가시킨다

지난 2013년 미항공우주국(NASA)은 '침대에 그냥 누워 있기' 프로젝트라는 실험을 진행한 적이 있습니다. 지원자들은 2주간 휴스턴에 있는 존슨우즈센터에서 70일 동안 누워 있으면 되는 실험입니다. 중력이 극히 약한 극미 중력(인력이 거의 없는 우주 궤도의 상태) 환경 속에서 활동이 둔화되면 우주인들에게 어떤 신체 변화가 나타나는지 관찰하기 위한 실험이었습니다. 결과는 어떻게 나왔을까요? 참가자들은 신체 활동을 거의 하지 않은 2개월 동안 칼슘과 골무기질이 감소했고, 다시 활동을 시작해서 뼈 구성 요소가 제자리를 찾아갈 때는 감소할 때보다 속도가 2배 정도 더 더딘 것으로 나타났습니다.

즉 침대에 그냥 누워 있는 것만큼은 아니더라도 신체 활동을 거의 하지 않아 근육 사용이 많지 않으면, 뼈의 무기질화에 악영향을 끼치게 된다는 말입니다. 뼈의 생성과 유지에는 무게를 지탱하는 운동이 그만큼 중요합니다. 운동을 통한 근육의 수축과 이완은 뼈의 생성이나 생성 속도에도 작용하지만, 뼈의 지탱과 강도 유지에도 꼭 필요하다는 사실을 잊어서는 안 됩니다.

운동과 뼈는 도대체 무슨 관계가 있을까요? 우선 뼈에는 골아세포라는 것이 있습니다. 조골세포라고도 하는데, 뼈의 딱딱한 부분 속에서 칼슘염과 인산염을 축적하는 과정을 통해 뼈를 단단하게 만드는 역할을 합니다. 운동은 직접 골아세포에 자극을 주기도 하고 내분비계나 골형성 인자와 같은 생화학 작용에 의해서도 나타납니다. 특히 근육 성장을 자극하는 운동은 뼈에도 적절히 힘을 가하면서 뼈를 생성할 때 골아세포에 영향을 미쳐 골밀도를 향상시키게 됩니다. 반대로 운동 부하를 줄이면 골 용적도 감소합니다.

근육량을 그냥 유지만 하는 것도 큰 변화지만 점점 더 증가하게 되면 인종이나 성별에 관계없이 골밀도에 긍정적인 영향을 미칩니다. 특히 근력운동은 근육수축 작용 동안 지속적으로 부하를 가하면서 골밀도 유지에 효과적입니다. 골밀도가 높아지면 노인들의 낙상사고를 줄일 수 있을 뿐만 아니라 골 질량도 적절하게 유지할 수 있어, 골연화증이나 골감소증 같은 다른 질병 예방에도 좋습니다.

근육수축에 의하여 발생되는 힘은 뼈의 질(뼈 밀도, 뼈 힘, 뼈 구조 등)을 결정하는 중요 인자입니다. 뼈의 질이 나빠지면서 생기는 병은 의외로 많습니다. 예를 들어 폐경기 이후의 여성은 신근 근육이 약해지면 근육의 도움을 충분히 받지 못한데다, 뼈 상태도 좋지 못해 척추 압박 위험이 그만큼 더 높아집니다. 미국국립보건원에서 실제 근육과 뼈의 길 등에 대해 연구한 적이 있는데, 근육이 난난하게 잘 형성되어 있으면 뼈에 가해지는 기술적인 부하를 덜어주는 것은 물론 낙상이나 골절 이후 생기는 이차 발병을 억제해 뼈에 가해지는 충격을 덜어주기도 합니다.

뼈에 어떤 하중이 가해져 다시 형성되려면 4~6개월가량 시간이 걸립니다. 그래서 이보다 짧은 기간 동안 운동을 하면 운동 자극으로 하중에 대한 뼈의 상대적인 반응은 크게 나타나지 않습니다. 운동 요소란 강도는 물론, 지속 시간과 운동하는 동안 뼈에 가해지는 물리적인 압력 여부 등이 모두 포함됩니다. 달리기, 계단 오르기, 점프하기와 같은 근력운동과 고강도 지구력 훈련이 뼈 건강에 가장 좋은 자극을 주지만, 이런 활동들은 심혈관 압박이나 낙상 위험도 증가시키니 반드시 주의가 필요합니다.

운동과 근육의 관계에 대한 실험 결과 중에는 알아두면 유용한 것들도 더러 있습니다. 유산소운동 및 저항성운동과 골밀도와의 관계를 연구한 자료에 따르면, 폐경기 이후 여성의 엉덩이 부분의 골밀도가 유산소운동 후 대략 2.13% 변화해, 강도 높은 저항성운동의 효과와 유사한 결과를 보였다고 합니다. 적어도 힘들지 않게 매일 꾸준히 유산소운동을 하는 것만으로도 일부 골밀도 개선 효과는 기대해볼 수 있다는 사실을 알 수 있습니다.

폐경기 후 여성을 대상으로 10명은 에어로빅 운동을 하게 하고 10명은 저항성운동을 포함한 복합 운동을 하도록 해보는 실험도 있습니다. 실험은 10개월간 꾸준히 실시됐는데, 운동 후 골무기질 함량과 골밀도를 비교해보니 비운동군 참가자의 경우 2.50%, 2.58%씩 감소한 것으로 조사된 반면 운동군에서는 각각 1.38%, 1.33% 증가 수치를 기록하기도 했습니다.

유산소운동과 저항성운동 모두 건강한 뼈를 유지하는 데 중요한 역할을 하지만, 둘 중 어떤 것이 더 효과가 높은지 따진다면 역시 저항성운동이 앞섭니다. 국내의 한 연구 조사 결과에 따르면 40대 여성을 대상으로 3개월간 운동 실시 후 유산소운동군은 골밀도가 1.67%로 소폭 증가한 반면, 저항성운동군 참가자의 골밀도는 6.54%나 증가한 것으로 나타났다고 합니다.

제가 필리핀에서 평균 57세의 남성 15명을 고강도 저항성운동 집단과 저강도 저항성운동 집단으로 구분해 3개월 동안 운동 실험을 한 결과도 마찬가지였습니다. 실험을 마친 뒤 고강도 운동군 및 저강도 운동군의 골밀도는 각각 1.86%, 1.75% 증가했습니다. 같은 저항성운동이라고 해도 강도 높은 운동을 하는 경우의 골밀도 형성이 더 빠르다는 사실을 확인할 수 있습니다.

사람마다 체력이나 주어진 신체 조건이 다르니 똑같은 운동 조건을 대입할 수는 없지만, 적어도 현재보다 활동을 늘리고 장기적으로 활동 수준을 넓혀가도록 신경을 써야 그만큼 건강도 잘 지킬 수 있습니다.

🏊 유산소운동과 저항성운동은 나란히

유산소운동과 저항성운동을 함께 병행하면 그만큼 다양한 신체 변화가 나타납니다. 국내 많은 운동 과학 연구진들이 실시한 실험 중에도 이를 입증할 만한 자료는 종종 찾아볼 수 있습니다. 중년 여성 14명을 대상으로 12주간 유산소운동과 복합 운동을 하도록 해본 실험 결과, 유산소운동 그룹은 모든 체력 요인에서 의미 있는 변화를 찾기 어려웠지만, 복합 운동 그룹은 근력, 근지구력, 민첩성, 유연성 등의 모든 체력 요인이 좋아졌다는 연구가 있습니다. 또한 평균 44세 여성 10명을 대상으로 10주간 유산소운동과 복합 운동을 실시한 후 몸의 변화를 조사해보니, 유산소운동군은 유연성과 평형성 항목에만 변화가 있었으나 복합 운동군은 악력, 배근력, 근지구력, 유연성, 순발력 등 대부분 항목에서 큰 변화를 보였다는 결과도 있습니다.

유산소운동만으로는 원하는 변화를 얻기가 쉽지 않습니다. 실험 결과들로 유추할 수 있는 것은, 유산소운동만으로는 활동 체력 상승이라는 큰 효과를 얻기 어렵고 유산소운동과 저항성운동을 병행하여 실시하는 것이 효과적이라는 사실입니다.

근기능에 대한 효과

근력은 나이와 더불어 특히 60세 이후부터 서서히 감소하기 시작합니다. 근력 감소는 근육조직 감소와 근섬유 소실이 그 원인으로 알려져 있습니다. 그런데 저항성운동은 신경과 근육의 적응을 유도, 근육 비대 전에 주로 신경 계통의 요소들을 자극하여 초기 근력을 얻게 합니다.

영국 맨체스터 메트로폴리탄 대학교의 연구에 따르면 몇 주 동안 근력운동을 한 결과 신경 운동이 급속히 증가했으며, 이탈리아 로마 대학교에서는 8주간의 하지근력운동 3주 뒤 실시한 근전도검사에서 허벅지 바깥쪽에 있는 외측광근이 8%나 증가했음을 관찰하기도 했습니다.

근육의 체력을 향상시키기 위한 저항성운동의 권장 실행 방법은 최대 근력의 60% 이상에서 5~10회 반복하여 근력을 증진하거나, 40~50%의 강도로 10회 이상 운동하는 방식으로 근지구력을 향상하는 방법을 권장합니다. 근기능을 측정하는 종목은 악력, 덤벨 들기, 의자 앉았다 일어나기, 윗몸일으키기, 팔굽혀펴기 등이 있으며, 하지근력을 측정할 때는 의자에 앉았다 일어나기 등이 대표적입니다.

유연성 향상

나이가 들면 젊었을 때보다 신체 활동이 부족하여 운동 범위가 줄어들고 그러면 자연히 유연성도 나빠집니다. 이를 방지하려면 매일 관절 운동을 해야 합니다.

관절을 움직이는 운동은 스트레칭 프로그램이 가장 효과적입니다. 미국 매사추세츠 보스턴 브리검 여성 병원은 일주일에 3일, 매회 30~40분 앉은 자세에서 허리 앞으로 굽히기 동작과 무릎을 가슴 쪽으로 당겨 감싸기, 누운 자세에서 골반 들어올리기, 허리 굽혔다 펴기 등을 10번씩 3회 반복하는 운동을 반복하도록 해보았습니다. 그 결과 참가자들의 허리와 장딴지의 유연성이 25%가량 향상되었으며, 척추 신장도가 40%정도 개선되는 것을 확인할 수 있었습니다. 노인의 운동 범위를 단련하도록 하면 유연성이 개선된다는 과학적 증명도 이 실험을 통해 얻은 결실이지만, 무엇보다 노인을 위한 유연성 개선 운동에 적합한 운동 방법을 찾은 것도 큰 성과입니다.

노인들에게 스트레칭 운동은 꼭 필요합니다. 미국 메릴랜드 대학 운동학과 연구팀은 평균 59세 남성을 대상으로 근력운동과 스트레칭 운동을, 평균 63세 남성을 대상으로 스트레칭 운동만 10주 간 실시하는 실험을 해보았습니다. 그런데 두 연령 집단 모두 근력 운동을 병행한 운동군보다 스트레칭 운동만 실시한 운동군의 운동 범위 증가율이 더 높게 나타났습니다. 이는 저항성운동이 유연성 증대에 효과가 있는 것은 분명하지만, 특정한 스트레칭 프로그램을 함께 병행할 경우 관절이 움직이는 범위나 신체 기능이 그만큼 더 향상된다는 것을 보여주는 사례입니다. 그러니 유연성 개선을 위해서라도 주 3회 정도의 스트레칭 운동은 노인 누구에게나 권할 만합니다. 전문 트레이닝 기관을 방문하면 허리와 고관절의 유연성을 평가하기 위한 유연성 테스트기로 자신의 유연성 정도를 확인해볼 수 있습니다.

민첩성 및 동적 평형성에 대한 효과

워싱턴 의과대학이 오래전 발표한 고령자의 이동성 유지 논문에 따르면, 인체의 평형성을 향상시키려면 유연성 운동도 중요하지만 저항성운동을 병행해 근력을 증가시켜야 한다고 합니다.

국내에서도 노인들의 평형성이나 민첩성 향상을 위한 운동 방법에 대한 연구를 꾸준히 해오고 있습니다. 실제 연세대학교 체육교육학과 이한주 교수팀은 평균 71세 여성 노인들을 대상으로 주3회 8주간 하지근력 강화운동을 시행한 결과 기능적 팔 뻗기 테스트는 28%의 상승 효과가 검증됐고, 일어나서 걷기 테스트는 2.91%의 시간 단축 결과를 얻었다고 합니다. 평균 76세 이상 노인 15명을 대상으로 주 3회 9주간 탄력밴드를 이용한 운동을 실시한 실험 결과에서도 근력 강화 운동이 기능적 팔 뻗기 등의 테스트에서 학문적으로 의미 있는 차이를 나타냈다는 연구 보고도 있습니다.

기능적 팔 뻗기나 앉았다 일어나서 걷기 등은 신체 균형 능력을 평가하는 테스트의 한 종류입니다. 이 외에도 기능 관련 체력 측정 방법은 걸음걸이 속도 측정, 일어서서 걷기 측정, 계단 오르기 등이 유용한 검사 방법으로 사용됩니다.

05

운동하기 전 반드시 알아둘 것들

매일 꾸준히 자신의 체력에 맞는 유산소운동과 저항성운동을 병행하는 것이 근력 증가나 골밀도 증가에 도움을 준다는 사실을 확인했습니다. 그러나 여기에서 알아두어야 할 사실은, 아무리 몸에 좋은 운동이라고 해도 자신의 능력치를 벗어나면 오히려 독이 된다는 사실입니다. 물론 신체적 상태뿐만 아니라 심리적 조건까지 따져봐야 한다는 전제도 필요합니다. 그래서 스포츠과학이나 운동학 등을 다루는 학문은 사람의 신체적, 심리적 단계를 철저하게 구분하여 그에 맞는 운동 종류나 강도 등을 설정합니다.

　운동을 하기로 결심했다면 가능한 전문가의 조언을 받아 자신에게 알맞은 운동 프로그램을 마련하는 것이 좋습니다.

50대 후반부터 꾸준히 마라톤 연습을 해온 노인이 있습니다. 주말마다 매일 2시간씩 오래달리기를 하면서 마라톤 대회에 나가 하프마라톤 코스는 힘들이지 않고 완주할 정도의 체력을 갖게 되었습니다. 60세가 넘어 직장을 은퇴한 이후에도 운동은 거르지 않았습니다. 운동 속도나 달리는 거리는 줄었지만 여전히 아침에 일찍 일어나 오래달리기와 스트레칭을 하고 집 근처 공원에 있는 운동 시설에서 근력운동을 하고 있습니다. 하루라도 운동을 거르면 오히려 몸이 뻐근할 지경이라고 합니다.

하지만 주변에서는 나이도 들고 했으니 무리한 운동은 이제 그만하라는 충고를 많이 합니다. 그러다 몸이 더 안 좋아질 것을 걱정하는 이야기입니다만, 과연 그럴까요?

사람마다 자신에게 맞는 운동 강도나 시간은 모두 다릅니다. 꾸준히 운동을 해서 운동 기능이 뛰어난 사람이라면 나이가 먹어도 충분히 고강도 운동을 소화할 수 있는 신체 조건이 됩니다. 나이가 먹어서 힘든 운동은 하면 안 된다는 고정관념을 갖기 전에 우선 신체적, 심리적 기능 단계를 확인해 자신이 어떤 단계인지, 그렇다면 자신에게 맞는 운동 강도는 얼마나 되는지 알아보는 과정이 필요합니다.

신체적 기능의 5단계

고령자의 신체적인 상태는 각 개인에 따라 마라톤을 완주할 수 있는 사람부터 여러 만성질환을 앓고 있어 신체적으로 무기력한 사람까지 다양합니다. 하지만 주변에 보면 혼자 독립적으로 살기 힘든 고령자가 건강하거나 신체적으로 뛰어난 고령자 비율보다 높은 것이 현실입니다. 고령자의 신체적인 능력은 다음과 같은 단계로 구분해 볼 수가 있습니다.

신체적으로 뛰어난 단계

신체적으로 뛰어난 고령자는 우리 사회에서 매우 특이한 경우입니다. 그들은 매일 신체적인 훈련을 하며 나이에 맞는 경기에 출전하고 또는 신체적인 노동을 요구하는 직업을 가진 사람도 있습니다. 유전학적으로 신체 활동력이 높은 경향을 갖기도 합니다. 이러한 사람들은 신체적 수행 능력의 최대치를 나타내기 때문에 아주 이례적 경우라고 할 수 있습니다.

신체적으로 건강한 단계

신체적으로 건강한 노인들은 주 2~5회 운동을 합니다. 운동 목적이 남과의 경쟁이 아니라 건강이나 즐거움 또는 웰빙을 위한 경우가 많습니다. 건강한 습관과 운동 계획을 유지하고 이런 일관성 덕분에 영양, 수면 상태도 양호합니다. 거기다 음주, 약물, 흡연 등은 자제

해 일반적인 경우보다 훨씬 건강 상태가 좋은 이들이 많습니다. 같은 연령대의 다른 사람들보다 신체 능력이 높은 것으로 평가되고 일상도 활기찹니다. 그리고 실제 이들의 특징은 젊은 사람들과 함께하는 활동에 참여하고 삶에 매우 몰두하는 경향이 강합니다.

신체적으로는 같은 나이의 다른 사람들과 비교하여 일반적인 근력, 근지구력 테스트에서 50~75%의 상위층에 해당하는 경우입니다.

신체적으로 독립적인 단계

신체적으로 독립적인 단계의 노인들은 건강한 생활 습관이나 운동에 특별한 관심은 없지만, 독립적으로 활동하는 능력을 잃을 정도의 질병을 앓지도 않습니다. 65세 이상 고령자의 약 66% 정도가 여기에 해당되는데, 일상생활에 필요한 활동을 할 수 있는 충분한 신체적 기능을 갖고 있습니다. 여행이나 골프, 정원 손질과 같은 사회적 활동과 도구를 이용한 일상생활에 전혀 지장이 없습니다.

그러나 이런 사람들은 가벼운 질병이 발생하거나 경미한 사고라도 당하면 생활의 불편을 호소할 가능성이 높습니다. 신체 기능에 어려움을 느끼고 평소 자기 혼자 하던 일상생활도 마음대로 안 되면 독립적인 생활은 바로 어려워집니다.

다시 말해 신체적으로 쇠약한 단계와의 거리를 말하는 신체적 예비력이 거의 없다고 볼 수 있는 단계입니다.

신체적으로 쇠약한 단계

쇠약이란 신체적 기능의 상실을 의미하는 신체장애는 아니지만 불
안정하고 기능 손실의 위험이 있는, 즉 예비력에 있어서 여러 생리
학적인 체계 감소의 결과로 나타나는 상태를 의미합니다. 쇠약한
사람의 체계 감소 범위는 임상학적으로는 쇠약해지는 징조의 시발
점에 가깝거나 또는 이미 그 시발점을 넘어선 범위까지로 볼 수 있
습니다.

때문에 쇠약한 사람은 경미한 외부 스트레스에도 신체적 장애나
죽음의 큰 위험에 처할 수 있습니다. 이들은 일상생활을 수행할 수
는 있으나, 질병이나 쇠약한 건강 상태, 예컨대 사지 근육의 약화
등을 가지고 있습니다. 따라서 많은 사람들이 집에만 틀어박혀 지
내거나 식사는 자원봉사자, 시민 공공단체에 의존하며 집 청소도
다른 사람에게 의존하는 경우도 많습니다.

결국 신체적으로 쇠약한 사람들은 독립적인 생활과 의존적인 생
활 사이의 미묘한 선을 걷고 있어, 일상생활의 모습도 신체의 기능
단계에 의해 결정이 됩니다.

신체적으로 의존적인 단계

신체적 기능단계 중 가장 낮은 단계는 신체적으로 의존적인 단계입
니다. 자기 혼자서는 기본적인 일상생활조차 힘든 경우입니다. 신
체적으로 남에게 의존해야 하는 사람은 일상생활의 일부, 또는 모

든 것을 다른 사람의 도움으로 수행해야 하니 식사는 물론 옷을 입거나 눕는 행위까지도 혼자서 해낼 수 없습니다.

이들이 경험해야 하는 신체적 장애의 정도는 옷 입기, 잠자리에 들고나기, 의자에서 일어나기, 세안하기, 먹고 마시기, 스스로 깨끗하게 목욕하기, 화장실 사용하기, 집 안 내에서 거동하기, 계단 오르내리기, 정원 거닐기, 손발톱 관리하기 등과 같은 일상생활의 활동 수행 정도에 따라 판단할 수 있습니다. 가장 일반적으로 나타나는 문제는 목욕하기의 어려움을 토로하는 경우가 많습니다.

신체적 장애는 만성 또는 급성 질병, 사고, 특이한 생활양식 습관으로 인해 생겨나지만, 만성 질병이 있거나 아니면 건강하지 않은 생활 습관을 가졌다고 해서 모두 신체적 장애를 경험하는 것은 아닙니다.

신체적 장애의 잠재적 위험 요소로는 질병 요인인 흡연, 음주, 과다지방, 신체적 비활동 등을 꼽을 수 있고, 인지적 요인으로 우울증 등을 들 수 있습니다. 질병 요인으로 고혈압, 관절염, 협심증, 뇌졸중, 심부전, 비만, 당뇨병, 암 등으로 인한 신체 활동의 제약을 경험하는데, 이런 질병은 합병증을 불러 일으켜 고혈압이나 관절염 등의 발병률도 매우 높아집니다.

신체적인 장애는 삶의 질에 상당히 부정적인 영향을 주기 때문에 이를 예고하는 증상이 나타나는지 식별하는 데 상당한 주의를 기울여야 합니다. 낮은 신체 활동 수준과 근력 약화로 인해 더 나이가 들면 의존적인 생활을 할 수밖에 없어, 활동적이고 기능을 잘 수행하는 사람들보다 독립성을 상실할 가능성이 5배나 높은 것으로 나타나기도 합니다. 특히 심폐 기능과 같은 체력요소는 병적 증상과 관계가 있으며 이는 손상→ 기능 제한→장애로 이어질 위험도 높습니다.

운동에 대한 심리적 5단계

운동을 하는 사람들이 운동에 대해 심리적으로 얼마나 준비가 됐는지를 기초로 하여 운동 행동에 대한 단계를 5단계로 구분합니다. 로드 아일랜드 대학의 프로차스카&벨리서 연구팀이 만든 전이 모델을 기본으로 심리적 단계를 나누는데, 운동에 대한 사람의 심리적 방해와 동기 요인 등을 설명하고 있습니다.

고려 전 단계

현재 운동을 하지 않고 있으며, 6개월 이내에도 운동을 시작할 의도가 없는 단계입니다. 운동과 관련된 행동 변화의 필요성을 거부하고, 이 단계에 속하는 사람은 운동으로 얻는 혜택보다는 손실을 더 크게 생각합니다. 이런 경우에는 운동에 따른 혜택에 관한 정보를 얻기 위해 소책자, 비디오, 상담 등을 통한 노력을 할 필요가 있습니다.

고려 단계

현재 운동을 하고 있지 않지만 6개월 이내에 운동을 시작할 의사를 갖고 있는 단계의 심리입니다. 아직도 운동 혜택을 100% 확신하지 못하지만 운동을 했을 때 자신에게 어떤 이득이 오는지에 대해 좀 더 구체적으로 생각하고, 하루 일과 시간에 운동을 포함시켜보기도 합니다. 운동에 대하여 도움을 줄 수 있는 사람으로부터 조언을 구하면 좋을 것입니다.

준비 단계

현재 운동을 하고 있지만 일상 수준(대개 3회/주, 20분이상/회)에는 미치지 못합니다. 그러나 30일 이내에 일상 수준으로 운동할 생각을 가지고 있는 단계로서, 운동을 하고는 있지만 제대로 해내지 못할 수도 있다는 생각에 자기 효능감이 낮습니다. 같이 운동을 할 만한 운동 동반자를 구하거나, 운동 목표를 설정해보는 것이 도움이 됩니다. 또는 운동 모임에 참가해 회비를 낸다든가 하는 실천 의지를 북돋울 수 있는 외부 요인을 만드는 것도 권할 만합니다.

운동 단계

일상 수준을 충족하는 운동을 하고는 있으나 아직 6개월 미만으로, 운동 동기도 충분하고 투자도 많이 하여 운동으로 인한 손실보다는 혜택을 더 많이 인식하고 있는 단계입니다. 그러나 아직 준비 단계로 내려갈 가능성이 높아, 이전 단계로 후퇴하지 않도록 스스로 격려하기, 연간 계획 수립하기, 주변의 지지 확보 등 더욱 노력해야 할 것입니다.

유지 단계

충분한 양의 운동을 6개월 이상 해왔고, 운동이 안정 상태에 접어들었으며, 하위 단계로 내려갈 가능성은 낮습니다. 그러나 방심은 금물, 이전의 하위 단계로 내려가지 않도록 하는 데 중점을 두고 운동을 못하게 되는 상황이 무엇인가를 미리 파악하여 대비해야 할 것입니다. 이 단계에서 필요한 사항들은 안정된 운동 시간 확보, 다른 사람의 멘토 역할, 자신감 높이기 등의 전략이 있습니다.

체력에 대한 이해

체력의 의미를 신체 활동을 수행하는 능력의 정도라고 본다면, 두 가지로 분류하여 건강 관련 요인과 기능 관련 요인으로 나누어 생각할 수 있습니다. 건강하게 살아가는 데 필요한 체력 외에 민첩성이나 평형성 같은 기능을 수반하는 기능 체력의 구분입니다.

체력의 종류와 특징을 이해해두면 운동을 통해 어떤 체력이 향상될지 미리 알 수 있고, 이를 통해 자신의 삶이 어떻게 달라질지

짐작이 가능합니다.

건강 관련 체력

건강 관련 체력은 전반적인 체력, 에너지, 일상 활동을 수행할 수 있는 능력으로 근기능 즉 근력, 근지구력과 유연성, 심폐 지구력, 신체 구성 등을 포함합니다.

근기능

근기능 향상을 위한 운동을 저항성운동이라 합니다. 노인은 정상적인 신체 활동이나 단백질 섭취만으로 노화에 따르는 골격근 감소를 상쇄시키기 어렵습니다. 근육을 길러주는 저항성운동을 통해 근소실을 방지하고 운동 단위를 더 많아지도록 해 근육량을 늘려야만 근력도 향상됩니다. 근력이 증가하면 일상생활의 어려움이 감소하고 에너지도 향상되어 신체 구성 전반에 긍정적인 효과를 가져오니, 건강한 삶을 위해 꼭 필요한 조건 중 하나입니다.

나이가 들어서 힘든 운동은 어렵다고 토로하는 사람이 더러 있지만 초고령자라고 해도 고강도 저항성운동으로 근육량이나 근력이 증가한다는 것은 제 연구 결과에서도 이미 입증된 바 있습니다. 근섬유 크기가 커지고 골격근이 강해지면 근기능과 근력 향상은 자연히 따라오는 변화이므로, 나이와 상관없이 고강도 저항성운동을 두려워할 이유는 없습니다.

근력은 일상생활을 비롯한 노동, 작업, 스포츠 활동 등 모든 신체 활동을 이끌어내는 요소로, 근수축에 의해 발생하는 장력의 총합을 뜻합니다. 근지구력은 근 작업을 수행할 수 있는 지속 시간이나 일정한 동작을 계속 반복할 수 있는 능력으로 정의합니다. 효과적인 운동 수행 능력에는 근력과 근지구력이 모두 필요하고, 두 능력이 모두 클수록 힘이 세고 힘을 요하는 활동도 효율적으로 해낼 수 있습니다.

저항성운동은 큰 근육 부위별로 고르게 운동하며 같은 날 겹치지 않게 하는 것이 좋습니다. 가령, 오늘은 가슴 운동과 이두박근 운동을 했다면 내일은 어깨 운동과 삼두박근 운동, 다음 날은 다리 운동, 복근 운동, 허리 운동을 하는 식입니다.

유연성

유연성이란 관절 운동의 범위에서 유동적으로 움직일 수 있는 능력을 말합니다. 오랜 시간 동안 고정된 자세를 유지하거나 관절과 근육을 제한적으로 움직이는 것은 근육 조직을 딱딱하고 짧게 만들어 관절의 운동 범위를 제한하게 됩니다. 운동 범위가 줄어든다는 말은 곧 유연성이 떨어진다는 의미입니다.

유연성의 유지 및 개선은 허약한 노인의 경우 유산소운동이나 근력운동 이상으로 중요합니다. 근력과 유연성을 요하지 않는 좌식 생활을 주로 하는 사람과 중·노년층에서 근골격의 상해나 요통을 호소하는 사례가 많기 때문입니다.

관절을 움직일 수 있는 범위를 제한하는 주요 요인은 근육의 길이로, 근육의 길이를 늘릴 수 있는 스트레칭 체조와 유연 체조를 통하여 유연성을 향상시킬 수 있습니다.

심폐 지구력

나이 증가와 함께 가장 빨리 약해지는 대표적인 기관이 폐와 심혈관계입니다. 한 해 두 해 지날수록 심장 용적은 줄이들고 심상의 수축성도 저하됩니다. 게다가 이물질이 쌓여 혈관 내벽이 거칠어지고 혈관도 좁아지면서 몸에 필요한 에너지를 운반하는 데 어려움을 겪게 됩니다. 지구력 운동은, 심실 용적의 크기와 기능을 향상시켜 일회 박출량을 증가시키고 동맥벽은 기계적인 수축과 이완을 더욱 활발히 하여 동맥벽의 탄성 저하도 예방합니다. 혈압을 정상으로 유지하고, 활동근에 분포된 모세혈관의 수를 증가시켜 근육과 혈액 사이의 물질교환을 원활하게 하여 활동근으로 이어지는 혈류를 증가시킵니다. 또한 혈장량 증가로 인한 혈액 점성 감소로 혈액의 산소 운반 능력도 증대됩니다. 이런 일련의 변화를 통해 근육의 유산소 대사 능력도 향상되면서 일상생활의 어려움도 줄어들게 됩니다.

심폐 지구력을 향상시키기 위한 운동이 바로 유산소운동입니다. 걷기, 자전거 타기, 수영, 수중 운동 등이 여기에 해당합니다.

기능 관련 체력

스피드, 순발력, 평형성, 협응력, 민첩성, 반응 시간 요소 등을 기능 관련 체력으로 구분합니다.

그중에서도 민첩성, 동적 평형성은 운동 수행에 필요하고 근·신경계와 밀접하게 관련 있어, 노인의 건강 체력 유지 및 증진을 위해 중요한 요인으로 인식되고 있습니다. 민첩성 및 동적 평형성은 계단을 오르거나 도로 위의 장애물을 피하는 보행과 같은 수많은 일상적인 움직임은 물론 전화 받기, 현관문 열기 또는 버스를 타거나 내리기, 신호가 빨간불로 바뀌기 전에 횡단보도 건너가기와 같은 환경적인 위험 요소를 피하는 데도 꼭 필요한 능력입니다.

평형성

평형성이란 신체를 일정한 자세로 유지할 수 있는 능력을 말합니다. 무게 중심을 공간 범위 내에서 유지하는 정적 평형성과 무게중심이 공간 범위를 이동하고 움직임 중에 균형을 유지하는 동적 평형성으로 구분합니다. 평형성을 향상시키는 운동 종류로는 몸을 이용한 서기, 걷기, 외발 들기 등과 소도구(짐볼, 밴드 등)를 이용하는 방법이 있습니다.

민첩성

민첩성이란 재빠른 동작으로 신체를 잘 조정하고 부드럽게 반응할 수 있는 능력 또는 신체 동작에서 전신 또는 부분 동작을 신속하게 변경한다든지 운동의 방향을 재빠르게 바꿀 수 있는 능력을 말합니다. 민첩성 측정으로는 10m 왕복달리기, 지그재그 런, 사이드 스텝 테스트 등이 있습니다.

순발력

순발력이란 단위 시간당 이루어지는 작업량으로 가능한 짧은 시간에 폭발적인 힘을 발휘할 수 있는 능력입니다. 일상 활동에 내우 숭요한 요소이지요. 순발력 측정으로는 제자리높이뛰기, 제자리멀리뛰기, 윙게이트 테스트 등이 있습니다.

협응력

협응력이란 다양한 신체 부위의 분리된 운동 체계를 효과적인 운동으로 통합하는 능력입니다. 생활의 모든 활동은 사실 협응력에 의한 것들이 많습니다. 예를 들어 뜨개질이나 글씨를 쓰는 동작은 효과적으로 손가락을 움직이기 위해 팔과 손목 및 손가락들이 함께 협응해야 하는 사지 내 협응에 의한 동작입니다. 협응력 운동으로는 개인 운동, 단체 운동, 소도구(사다리, 공, 풍선, 의자 등)를 이용하는 방법이 있습니다.

운동 프로그램을 구성하는 요소는 크게 4가지로 구분하는데, 운동 강도, 운동 시간, 운동 빈도, 운동 유형이 있습니다. 이 중 운동 강도는 심폐 지구력과 근력운동으로 구분하여 프로그램을 구성합니다. 각 개인이 가지고 있는 운동에 대한 적응 수준이 다르기 때문에 동일한 운동 프로그램이 주어진다고 해도 각 개인의 반응은 매우 다양하게 나타납니다.

따라서 운동을 시작하기 전에 운동의 안전 한계와 유효 한계에 대한 이해가 필요합니다. 운동의 안전 한계란 안전하게 운동할 수 있는 한계를 뛰어넘는 위험성 있는 강도, 즉 운동량의 한계를 의미하며, 유효 한계란 일정 정도 이하의 운동에서는 운동 효과를 충분하게 나타내지 못하는 한계를 의미합니다.

이 두 한계는 신체 조건이 낮을수록 낮고 체력이 우수한 사람일수록 높은 경향이 있으며, 만약 안전 한계 쪽이 유효 한계보다 낮을 경우 유효한 운동은 모두 위험성이 높아 운동금기의 영역이 되어, 실제로 실행하기가 어렵습니다.

신체 조건이 떨어지는 노인이나 질환을 가지고 있는 노인은 특히 안전 한계에 유의하여 운동 프로그램의 내용을 구성해야 합니다.

운동 강도는 운동 프로그램의 가장 중요한 구성 요소로, 심폐 지구력 운동과 근력운동으로 나누어 생각해야 합니다. 그중에서도 가장 기본적인 에너지대사에 꼭 필요한 심폐 지구력 운동 강도에 대해 먼저 알아보겠습니다.

최대 산소 섭취량을 기준으로 하는 운동 강도 설정

최대 산소 섭취량(VO_2max)은 인체가 운동하는 중에 단위 시산당 섭취할 수 있는 최대 산소량을 의미합니다. 운동 강도를 증가시키면 산소 섭취량도 증가하나, 일정한 한계점에 이르면 운동 강도를 아무리 증가시켜도 산소 섭취량이 증가하지 않는 고원 현상이 나타납니다. 이 지점이 산소 섭취량의 최고 수준이며 이를 최대 산소 섭취량이라고 합니다.

최대 산소 섭취량은 근수축을 위해 산소를 운반하는 산소 운반체계 능력의 생리학적 최적 한도로, 근수축을 위해 산소를 운반하는 심폐계의 최대 능력과 산소를 섭취하고 ATP를 유산소성으로 생산하는 근육 능력에 따르게 됩니다.

실제 최대 산소 섭취량을 측정하는 일반적인 방법은 트레드밀에서 호흡 가스 분석 장치를 이용하여 고정 부하나 점증 부하의 방식으로 체크합니다. 호흡 가스 채집은 30초나 1분 간격으로, 운동 시간은 10분~20분 사이에서 운동 강도가 증가해도 산소 섭취량이 정체 상태에 이를 때의 산소 섭취량을 최대 산소 섭취량으로 계산합니다.

점증 부하 방식은 일반적으로 가장 많이 사용하는 방법이 브루스 프로토콜이라는 기구로 3분마다 속도와 경사도를 증가시키며 달리기를 하는 것인데, 이 방법은 청년이나 활동적인 사람에게는 적합해도 고령자에게는 무리가 있습니다. 고령자는 속도를 일정하게 유지한 상태에서 경사도만 증가시키는 밸크 프로토콜이나 브루스 프로토콜을 수정하여 사용하는 방법이 적당합니다.

그러나 많은 검사자들이 실제 점증 운동 부하 검사에 의한 최대 산소 섭취량에 도달하지 못하고 탈진하여 포기하는 경우가 많기 때문에 최대하 운동 검사에 의한 간접방식으로 최대 산소 섭취량을 계산합니다.

최대하 운동으로 최대 산소 섭취량을 구하는 방법

최대하 운동 강도와 심박수의 선형 관계를 이용하여 최대 수준까지 운동을 수행하지 않고 최대 산소 섭취량을 추정하는 방법입니다. 최대하 단계의 심박수와 산소 섭취량을 두 개 이상 측정한 후 비례 관계를 이용하여 산출합니다.

계산 사례를 보겠습니다.

- 두 시점의 산소 섭취량 : $VO_2(1)$ 11.0ml/kg/min, $VO_2(2)$ 26.8ml/kg/min
- 두 시점의 심박수 : HR(1) 115beats/min HR(2) 148beats/min

－나이 : 20세

－HRmax : 220(상수)－20(나이)＝200beats/min

－Slope : (26.8－11.0)/(148－115)＝0.48

－VO₂max : 26.8＋[0.48 × (200－148)]＝51.8ml/min

이 사람의 최대 산소 섭취량은 51.8ml/min가 됩니다.

최대 산소 섭취량이 결정되면 %VO₂max를 자신의 운동 강도로 설정합니다. 즉 자신의 최대 산소 섭취량이 50이고 운동 강노를 60%로 하기로 한다면, 산소 섭취량이 30ml/min이 되는 시점의 운동속도를 유지하는 것입니다.

러닝머신에서 최대 산소 섭취량 산출방법

최대 산소 섭취량 ＝ 15.1 ＋ [21.8 × 속도(kmph)] － [0.327 × 심박수(bpm)] － 0.263(속도 × 나이) ＋ 0.00504(심박수 × 나이) ＋ (5.98 × 성별)(0 ＝ 여성; 1 ＝ 남성)

- 연령에 알맞은 최대 심박수의 50%-70% 수준의 심박수가 나올 수 있는 부하로 경사도 0%, 걷는 속도 2-4.5mph로 러닝머신을 설치한다.
- 4분간 걷기운동 이후에 경사도를 5%로 올리고, 4분간 운동을 수행한다.
- 심박수는 마지막 1분간에 측정된다.

저의 경우를 적용해보면(최대 심박수의 60% 적용)

- 최대 심박수 계산 공식 : $207 - (0.7 \times 나이) = 163/min$

- 최대 심박수의 60% 적용 : $163 \times 0.6 = 98/bpm$

- 최대 심박수 98/bpm의 트레드밀 스피드는 약 6km/h

- 8분간 걷기의 마지막 1분간 평균 심박수 측정치 : 131bpm

- 따라서 저의 최대 산소 섭취량은 42.01ml/min/kg입니다.

  * $15.1 + (21.8 \times 6.0) - (0.327 \times 131) - 0.263(6 \times 77) + 0.0054\ (131 \times 77) + (5.98 \times 1) = 42.01ml/min/kg$

최대 심박수를 기준으로 하는 운동 강도 설정

유산소운동을 낮은 강도부터 높은 강도까지 단계적으로 실시하면 심박수는 정비례하여 올라갑니다. 이때 산소 섭취량과 심박수도 거의 직선의 비례관계를 보입니다. 즉, 최대 산소 섭취량의 40~50%의 운동 강도(심박수로는 110~120)에서 1회 심박출량은 최대치를 보이고, 그 이상의 운동 강도로 넘어가면 운동 강도가 증가해도 심박출량은 정체 상태를 보이는 구간이 나타납니다. 이때 산소 섭취량은 운동에 비례하여 증가하고 산소 섭취량의 증가에 비례하여 심박수도 증가합니다.

　최대 심박수는 체력의 정도, 연령 등에 따라 다릅니다. 일반적으로 갓 태어난 신생아의 심박수는 평균 최대 심박수 220회/분 정도로, 이를 기준으로 연령이 증가하는 만큼 매년 1회씩 감소합니다.

최대 심박수와 최대 산소 섭취량의 관계	
% 최대 심박수	**% 최대 산소 섭취량**
35%	30%
60%	50%
80%	75%
90%	84%
100%	100%

시간과 날짜를 달리해서 측정해도 비슷한 수치를 얻을 수 있는 신뢰도가 매우 높은 지표라, 이런 원리를 이용하여 나이에 따른 최대 심박수를 산출할 수 있습니다. 즉, 10세 미만 사춘기 이전의 어린이에서는 연령과 최대 심박수와의 관계가 매우 미미하지만, 10~15세 이후부터는 매년 1회/분 정도 일정하게 감소하기 때문에 220에서 자기 나이를 빼면 최대 심박수가 되는 것입니다.

운동을 할 때는 실제 하고자 하는 운동 강도의 심박수인 목표 심박수(target heart rate: THR)를 정하게 됩니다. 목표 심박수는 %THR로 표시합니다. 실제 최대 산소 섭취량에 의한 방법은 적용하기가 쉽지 않으므로 최대 심박수에 의한 목표 심박수를 정해 운동 강도를 설정할 수 있습니다.

가령 65세의 남자의 경우 최대 심박수는 220-65=155가 되고 목표 심박수가 80%라면 155×0.8=124가 됩니다. 즉 심박수가 124로 높아지는 수준까지 운동 강도를 정하면 됩니다. 심박수와 산소 섭취량은 매우 밀접한 관계를 가지고 움직입니다.

한편 오클랜드 대학의 건강과학학교는 최대 심박수 산출공식을 [HRmax=207−0.7×나이]로 수정 발표하여 기존의 [220−나이]의 공식과 다른 주장을 펴기도 합니다. 그러니 실제 적용은 다른 정보까지 참고하여 종합적으로 판단할 필요가 있습니다.

대사당량을 기준으로 하는 운동 강도 설정

대사당량(metabolic equivalents, METs)은 산소 소비량을 기준으로 일상생활에서 쉽게 운동 강도를 결정할 수 있는 방법으로 제안된 것입니다. 피트니스센터에서 유산소운동 기구를 보면 'MET'라고 써 있는 것을 종종 볼 수 있습니다. MET는 바로 대사당량을 뜻하는 단위로, 각종 운동의 산소 소비량을 그 배수로 나타낸 값입니다.

신체 활동을 METs로 분류한 운동 강도

저강도(3METs 이하)	중강도(3~6METs)	고강도(6METs이상)
느리게 걷기	활발하게 걷기	오르막 활발히 걷기
고정식 자전거 타기	편안하게 자전거타기	자전거 빠르게 타기
가볍게 수영하기	중강도로 수영하기	빠르게 수영하기
스트레칭, 요가	라켓 운동	유산소 댄스운동
골프(카트로 이동)	골프채 들고 이동	−
볼링	−	−
앉아서 낚시	서서 낚시	개울 낚시
배타기	카누	카누 빠르게 타기
집안일(청소기로 청소)	집 안(일반적인 것)	집 안 가구 옮기기

신체 활동을 하지 않는 안정시 산소 소비량(3.5ml/kg/min)을 1MET로 하여 각 신체 활동의 강도를 결정하게 됩니다. 만약 4MET의 활동이라면 안정시보다 4배가량 힘들다는 의미가 됩니다. 다만 이런 방법은 신체 무게 1kg당 산소 소비량을 기준으로 하기 때문에, 체력수준이 낮은 고령자에게 적용할 때는 주의가 필요합니다.

자각적 운동 강도를 기준으로 하는 운동 강도 설정

자각적 운동 강도(rating of perceived exertion: RPE)는 운동을 하는 사람 스스로 판단하여 운동 강도를 결정하는 방법입니다. 심박수나 METs에 의한 운동 강도 설정보다 정확성은 떨어지지만 현장에서 간단하고 쉽게 사용할 수 있다는 장점이 있습니다.

일반적으로는 자각적 운동 강도표를 주로 사용합니다. 강도표는 6에서부터 20까지의 단계로 나뉘는데, 이 숫자는 건강한 성인의 평균 심박수를 10으로 나눈 숫자입니다. 즉 단계 9는 심박수 90을 의미하고 단계 20은 심박수 200을 의미합니다.

전에는 0~20단계 또는 6~20단계까지 차트를 주로 썼지만 최근에는 1~10까지 단계로 운동에 대한 자각 상태를 나타내는 차트를 많이 씁니다. 10단계 측도는 특히 호흡 곤란, 통증 등의 증상을 측정하는 데 유용하게 활용합니다.

보그의 자각적 운동 강도 차트			
15단계 측도		10단계 측도	
척도	강도	척도	강도
6		0	없음
7	매우 매우 약함	0.5	매우 매우 약함
8		1	매우 약함
9	다소 약함	2	약함
10		3	적당함
11	적당함	4	조금 강함
12		5	강함
13	조금 강함	6	
14		7	매우 강함
15	강함	8	
16		9	
17	매우 강함	10	매우 매우 강함
18			
19	매우 매우 강함		
20		·	최고조

근력운동의 강도 설정

근력운동을 위해서 사용되는 측정 방법으로는 1RM이 대표적입니다. 1RM은 정해진 방법으로 단 한 번에 들어올릴 수 있는 최대 무게를 의미하는데, 1RM을 측정법은 직접 측정과 간접 측정 2가지가 있습니다. 직접 측정 방법은 시간이 많이 들고 기준점이 없으면 정확하게 측정하기 어려운데다 근육 손상 위험도 있어 노인들에게 추천하지 않는 편입니다. 그래서 노인에게 적용할 때는 추정식에 의해 1RM을 측정하는 간접 측정 방법을 더 많이 권합니다.

중량/횟수	5회	6회	7회	8회	9회	10회
2kg	2.25kg	2.30kg	2.35kg	2.40kg	2.45kg	2.50kg
3kg	3.37kg	3.45kg	3.53kg	3.60kg	3.67kg	3.75kg
4kg	4.50kg	4.60kg	4.70kg	4.80kg	4.90kg	5.00kg
5kg	5.63kg	5.75kg	5.87kg	6.00kg	6.12kg	6.25kg
7kg	7.9kg	8.1kg	8.2kg	8.4kg	8.6kg	8.8kg
8kg	9.0kg	9.2kg	9.4kg	9.6kg	9.8kg	10.0kg
10kg	11.2kg	11.5kg	11.7kg	12.0kg	12.2kg	12.5kg
15kg	16.9kg	17.3kg	17.6kg	18.0kg	18.3kg	18.7kg
20kg	22.5kg	23.0kg	23.5kg	24.0kg	24.5kg	25.0kg
25kg	20.1kg	28.7kg	29.4kg	30.0kg	30.6kg	31.2kg
30kg	33.7kg	34.5kg	35.2kg	36.0kg	36.7kg	37.5kg
35kg	39.4kg	40.2kg	41.0kg	41.9kg	42.8kg	43.7kg
40kg	45.0kg	46.0kg	47.0kg	48.0kg	49.0kg	50.0kg
45kg	50.6kg	51.7kg	52.9kg	54.0kg	55.1kg	56.2kg
50kg	56.2kg	57.5kg	58.7kg	60.0kg	61.2kg	62.5kg

근력에 따라 운동 강도를 정해 각각 저강도, 중강도, 고강도로 나누는데, 〈노인체력증진운동지침서〉(문화체육관광부, 2012)에 의하면 저강도는 1RM의 40%, 중강도는 1RM의 41~60%, 고강도는 1RM의 60% 이상으로 정하고 있습니다. 물론 이는 학자들마다 기준이 달라지기도 합니다.

- 1RM의 추정식은 최대 근력(1RM) = 들어올릴 무게 + [들어올릴 무게 × 0.025 × 반복 횟수]로 구할 수 있습니다.

구분	심폐 지구력 운동		근력운동	
	상대적 강도		상대적 강도	
강도	VO₂max	THR(%)	RPE	1RM
매우 가볍다	⟨ 20	⟨35	⟨ 10	⟨ 30
가볍다	20-39	35-54	10-11	30-49
약간 힘들다	40-59	55-69	12-13	50-69
힘들다	60-84	70-89	14-16	70-84
매우 힘들다	〉85	〉90	17-19	〉85
최대로 힘들다	100	100	20	100

- 가령, 8kg의 덤벨로 10회를 반복 운동 했다면 1RM은 8kg＋[8kg×0.025×10]＝10kg으로 되는 것입니다.

앞서 여러 운동 강도에 대한 설명을 해보았습니다. 측정 방식에 따라 최대 산소 섭취량을 기준으로 재기도 하고 최대 심박수나 대사 당량, 근력 등에 따른 운동 강도를 적용하기도 합니다. 각각을 비교해보면 심폐 지구력 운동과 근력운동의 상대적 강도에 따라 자신에게 맞는 운동 강도를 설정할 수 있습니다.

운동 시간과 운동 기간의 설정

운동 시간이란 정해진 강도로 얼마나 오래 운동을 지속하는지 나타내는 양적 요소입니다. 일련의 운동을 실시하는 데 소요되는 시간을 초 단위나 분 단위로 표시하는 것이 원칙이지만, 운동 형태에 따라서 세트(Set) 또는 세션(Session)으로 표현하기도 합니다.

요즘 유행하는 홈트레이닝 방송을 보면 '똑같은 동작을 3세트 반복하라' 거나, '몇 개의 운동 과정을 묶어 4세션을 하라' 라는 식의 표현을 자주 하곤 합니다.

운동 시간의 결정은 강도, 종목, 빈도, 연령 등의 조건에 따라 다르겠지만, 운동 효과를 기대할 수 있는 시간이 확보되어야 하므로 운동 강도를 고려해 결정해야 합니다. 즉 운동 강도가 높아지면 운동 시간은 줄어들게 됩니다.

또한 만성질환이나 질병도 운동 시간 결정의 주요 요인이 됩니다. 예를 들면 고혈압이 있는 사람은 아침 일찍 하는 운동을 피해야 하고, 당뇨를 앓는 사람은 식사 후 운동하는 것이 좋습니다. 뇌졸중을 앓는다면 점심 때 운동할 것을 권장하기도 합니다.

일반적으로 신체에 자극을 줄 수 있는 최소한의 시간이 확보되어야 하기 때문에, 준비운동과 정리운동을 포함하면 운동 강도에 따라 20~40분이나, 30~60분 정도가 적당한 운동 시간이고 운동 시간 동안 총에너지 사용량이 하루 소모량의 10%정도는 되어야 합니다.

운동 기간이란 계획된 운동 프로그램을 얼마의 기간에 걸쳐 실시해야만 운동 효과가 나타나는지 확인해 결정합니다. 운동 효과를 증대하기 위하여 운동 프로그램의 조정 시기는 언제인가를 검토해 계획된 운동 프로그램을 수행하는 기간, 즉 운동 프로그램을 변경시키기 전까지의 기간 또는 특정 운동 프로그램을 통해 체력 향상이 더 이루어지지 않는 정체기까지를 의미합니다. 따라서 운동 목표와 목적에 따라 운동 기간은 달라져야 합니다.

예컨대 근력운동의 경우 근력 증가의 정체성이 나타나는 10~12주 정도가 적당한 운동 기간이 됩니다. 유산소운동은 12~16주는 지속적으로 해야 운동 효과가 나타납니다. 유연성 향상은 스트레칭을 통해 8~10주 정도 꾸준히 해야 신체 변화가 나타납니다. 국내 운동 요법에 관한 285편의 연구 결과를 바탕으로 한 메타 분석 결과는, 일반적으로 12주간의 규칙적인 운동이 효과적이라고 합니다.

일반인의 운동 기간은 앞서 설명한 것처럼 근력, 유산소 능력, 유연성의 체력 요인별로 최소 소요시간이 운동 프로그램에 반영되어야 하며, 운동 기간이 만료되면 운동 효과를 검토하여 운동 프로그램을 재조정하며 체력과 기능을 향상시켜 나가야 합니다.

운동 빈도 설정

운동 빈도란 처방된 종목, 강도, 시간으로 구성된 운동 프로그램을 1주 중 실시하는 날짜수를 의미합니다.

운동 빈도 설정은 개인의 여건이나 상태가 우선 고려되어야 하고, 이런 조건이 충분히 반영되었다면 운동 효과와 운동 후에 나타나는 피로에 따라 운동 빈도를 설정할 수 있습니다.

주 1회 실시는 운동 효과가 미약하며, 운동할 때마다 근육통과 피로가 발생하고 운동에 대한 적응력도 떨어집니다. 적응력이 떨어

지면 운동 중에 다칠 위험이 높아져 이보다는 높은 수준의 운동 빈도를 적용하는 것이 좋습니다.

주 2회는 피로와 근육통이 점차적으로 감소되고 자각적으로 운동 효과를 느낄 수 있는 수준이지만, 운동 목적을 달성하기에는 약한 편입니다. 주 3회 운동 빈도는 피로와 근육통을 점차 느끼지 않고 운동 효과도 기대할 수 있는 수준입니다. 그러나 운동 빈도가 낮으면 그에 따라 운동 효과가 커지는 것은 분명하나 피로가 축적되고 부작용도 발생할 수 있어, 운동 강도, 피로도, 체력, 연령 등을 충분히 고려해 결정해야 합니다.

평소 운동을 자주 했던 사람이 아니라면 가벼운 걷기나 스트레칭 정도는 매일 반복해서 하고, 그 밖의 강도 높은 운동은 주 3회나 5회 정도로 프로그램을 구성하는 편이 좋습니다.

운동 유형 설정

운동 효과는 실시한 운동 유형에 따라 다르게 나타납니다. 유산소운동만 매일 하면서 근력이 강화되길 바랄 수 없고, 저항성운동만으로 구성한 프로그램으로는 심폐 기능 강화가 더딜 수밖에 없습니다.

운동 유형을 결정한다면 운동 목적부터 분명히 정해야 합니다. 예를 들어 호흡 순환계의 강화 또는 심질환 예방을 목적으로 할 경우에는 강한 유산소운동이 필요합니다. 체중 감량은 에너지를 많이 소모해야 하기 때문에 장시간의 가벼운 운동, 근력 강화는 웨이트트레이닝을 실시하는 것이 효과적입니다.

그러나 어떤 운동이 적합한지 결정하는 일은 간단하지 않습니다. 운동에 대한 개인의 적성, 경험, 환경, 흥미, 여건, 시설 등의 조건을 고려해야 합니다. 특히 건강이나 경제력, 취미 등의 사항을 만족시킬 때 운동을 오랫동안 지속할 수 있습니다.

건강

특히 고령자가 생리적 기능의 퇴화로 인한 문제를 예방하기 위해 운동 유형을 선택할 경우 자신의 건강 상태를 확인해야 하고, 문제점이 발견되면 의사와 상의 후 운동을 실시해야 합니다. 건강을 유지, 개선하기 위해 하는 운동이 자칫 위험한 상황을 초래할 수 있기 때문입니다.

경제력

운동 유형 선택에서 경제력도 고려 대상입니다. 가령 비싼 용품을 필요로 하는 운동이나 비싼 체육관의 개인 트레이닝을 받으려고 하면 그만큼 높은 비용 지출이 따르게 됩니다. 경제 가용 범위를 벗어난 운동 유형을 선택하면 운동을 지속하는 데 어려움이 따릅니다.

취미나 취향

건강상 문제, 시간, 경제력 이외에도 개인의 기호 역시 운동 유형

노인들을 위한 운동 유형과 특성				
종목	심폐 지구력	근력	유연성	평형성
게이트볼	★			
골프	★			
아쿠아로빅	★★★		★	
걷기	★★★			
체조	★		★★	
요가	★		★	★
수영(단시간)		★★		
수영(장시간)	★★			
사교댄스	★			★
웨이트트레이닝		★★★		
계단 오르기	★★★	★★		★

★이 많을수록 그 특성이 강한 것을 나타냅니다.

선택에 있어 중요한 요소 중 하나입니다.

운동을 시작하고 얼마 지나지 않아 그만두는 이유 중 상당수를 차지하는 것이 자신의 기호에 맞지 않다는 것입니다. 운동을 하면서 흥미를 느끼지 못하며 쉽게 포기하게 됩니다.

따라서 자신의 취향 또는 기호에 맞는 운동을 실시해 흥미와 만족감을 느끼며 그에 따라 지속적인 운동 참여를 통해 건강을 유지하거나 개선하도록 해야 합니다.

06

노화를 멈추는 운동법

지금까지 운동의 필요성이나 미리 점검해야 할 사항들을 알아봤다면, 이제 실제 적용 단계로 넘어가보겠습니다. 노화를 막기 위해서는 에너지 공급을 위한 심폐 기능 강화와 에너지를 발휘하는 근육 기능 강화가 필요합니다. 그래서 필요에 맞게 유산소운동과 저항성운동을 골고루 할 수 있도록 구성해야 합니다.

그다음에는 개인 특성을 고려하여 운동량을 결정하고 운동 주기나 빈도를 정한 뒤 프로그램 계획을 세우도록 합니다. 운동을 할 때는 준비운동과 본운동, 정리운동을 함께 해 근육에 가해지는 피로를 막고, 운동에 따라 신체 각 부분을 조절하는 과정도 필요합니다.

🏊 유산소운동과 저항성운동

운동은 운동시 필요한 에너지원(ATP)을 어떤 방법으로 공급하느냐에 따라 크게 유산소운동과 무산소운동으로 분류합니다. 이 두 가지 운동 모두 에너지 공급은 동시에 이루어지지만, 운동 강도와 지속 시간에 따라 관여하는 정도에 차이를 보이기 때문입니다.

유산소운동은 몸 안에 최대한 많은 양의 산소를 공급하여 심장과 폐의 기능을 향상시키는 운동으로, 주로 심폐 지구력과 관계가 있으며 지방을 줄여 비만을 해소하는 데도 효과가 있습니다. 운동 방법으로 조깅, 달리기, 수영, 자전거타기. 에어로빅 댄스 등이 해당합니다.

무산소운동은 운동시 산소 공급이 충분히 이루어지지 않거나 부족한 상태에서 하는 운동 방식을 의미합니다. 숨이 차고 운동 지속이 힘든 단시간 운동이 여기에 해당합니다. 단거리 달리기, 역도, 웨이트트레이닝 등이 대표적인 무산소운동입니다. 특히 웨이트트레이닝은 근력 향상을 목적으로 하는 운동으로, 근육에 부하 또는 저항을 준다는 의미에서 저항성운동이라고도 하며, 대표적인 무산소운동입니다.

우리가 일반적으로 유산소운동 또는 무산소운동이라고 간단하게 분류하지만, 실제로는 모든 형태의 운동 수행에 필요한 에너지는 무산소성 및 유산소성 에너지로부터 얻고 있습니다.

우리는 각종 기관들이 각각의 기능을 다하기 위해 우리가 잠을 자거나 휴식을 취하는 동안에도 끊임없이 에너지를 필요로 하고 이를 생성, 사용합니다. 산소는 이러한 우리 몸속의 대사 과정에서 발생하는 노폐물을 처리하기 위해서 필요합니다.

다시 한 번 요약하자면, 정상적인 신체 기능과 체내 항상성을 유지하고 자율신경계의 활동에 필요한 최소한의 에너지량인 기초대사량(60~75%)과, 식이 유발성 에너지 소비량(10%내외), 활동성 에너지 소비량(30~35%), 환경에 적응하기 위한 적응 대사량 등을 포함해 총에너지 소비량이라고 합니다. 이 중에서 안정시와 일상 활동에서 체내에서 요구하는 양만큼의 산소를 각 세포에 공급할 수 있기 때문에 필요한 에너지를 모두 유산소 과정으로 충족시킬 수 있습니다. 이 활동이 바로 유산소 활동입니다.

그런데 순간적으로 이러한 범위를 넘는 움직임을 하게 될 때에는 정상적인 대사 과정의 에너지만으로는 충당할 수가 없어, 근육에 저장되어 있는 ATP나 근세포에 저장되어 있는 크레아틴 인산(PC)으로부터 직접 에너지를 가져옵니다. 이때는 근육에서 상당히 제한적인 양만 필요로 하기 때문에 30초 정도를 넘어가면 혈당이나 근세포에 저장된 글리코겐이 산소 없이 젖산으로 전환되고, 새로운 ATP를 생산해 근육에 공급합니다. 이를 우리는 무산소 활동이라 하고 무산소운동 또는 저항성운동이라고도 합니다.

이때 발생되는 젖산이 근육과 혈액 속에 많이 축적되면 삼투압

운동 지속 시간과 시스템 변환

운동 지속 시간에 따른 ATP 공급 비율

운동 지속 시간	무산소 시스템(%)	유산소 시스템(%)
10초	90%	10%
30초	80%	20%
60초	70%	30%
2분	60%	40%
4분	35%	60%
10분	10%	85%
30분	5%	95%
60분	2%	98%
120분	1%	99%

출처 : Power & Howley(1990)

이 높아지고, 그 결과 근세포가 팽창하여 신경을 압박하므로 피로와 통증을 느껴 근육통을 호소하며 심한 근육 피로감도 느끼게 됩니다. 따라서 운동이 진행되는 동안 에너지 이용의 방법이 무산소 과정에서 산소를 이용하는 유산소 과정으로 전환됩니다. 이와 같이 운동에 필요한 ATP를 생산하기 위한 과정이 무산소성이냐, 유산소성이냐 하는 것은 운동의 대사 과정을 이해하는 데 매우 중요한 부문입니다.

실제 운동 지속 시간에 따른 ATP의 공급 비율은 지속 시간이 짧으면 무산소 시스템에 의존하다가, 운동을 오랫동안 지속하면 유산소 시스템을 활용하는 비율이 높아집니다. 유·무산소 에너지의 균형은 대략 운동 시작 75초 후에 이루어진다는 연구 결과가 있습니다.

운동 프로그램의 다양한 원리

운동 프로그램을 구성할 때는 개인의 특수성은 물론 조금 더 강한 자극을 줄 수 있는 과부하의 원리, 점차 기능 개선의 목적에 따라 부하의 강도를 더해가는 점증 부하의 원리 등을 적용해야 합니다. 이론적 운동 원리와 효과 등을 고려한 것이지만 알아두면 실제 운동 프로그램 구성에 큰 도움이 됩니다.

개별성의 원리

개인적 특수성을 고려하여 각자 체력과 가능에 알맞은 부하로 운동해야 보다 효과적인 운동 효과를 얻을 수 있습니다. 운동의 종류, 운동 강도, 운동 시간, 운동 방법 등을 선택할 때 반드시 개인의 성, 연령, 발육 단계, 체형, 체력 수준, 여건, 건강 상태, 숙련도, 심리적 특성 등을 고려하는 것은 필수입니다.

　개인의 특수성은 운동 습관 조사나 정기적인 건강진단 등의 객관적인 평가 자료를 근거로 하여 운동 계획을 세우고 조정해야 운동 효과도 기대할 수 있습니다. 특히 여성은 기관의 특수성, 해부학적 구조의 차이로 더욱 주의가 필요합니다.

과부하의 원리

과부하란 일상생활 중 받는 자극보다 더 강한 자극을 의미합니다.

이를 적용한 운동 프로그램 원리이니 심혈관계 또는 골격계가 운동의 효과 얻으려면 본인에게 익숙한 있는 운동 강도 이상의 부하로 자극을 주어야 한다는 의미입니다.

이는 운동의 결과 인체 기관이 효율적인 기능을 갖게 되어 점진적인 작업량의 증가를 가능하게 해준다는 생리학적 사실에 근거를 두고 있습니다.

일반적으로 과부하를 구성하는 요소에는 운동 강도, 운동 시간, 운동 빈도 등이 있으며, 과부하 수순이 어느 성노가 적낭한지는 일기 어렵기 때문에 개인 수준에 따라 결정해야 합니다. 과도한 자극에 의한 이상 반응이나 만성피로가 나타난다면 운동 프로그램이 적당하지 못한 것이니 개선이 필요합니다.

점증 부하의 원리

점증 부하는 운동 기간 중 운동의 양과 질을 점진적으로 증가시켜 가는 것으로, 이 원리의 생리학적 근거는 신체 모든 기관의 발달, 계통 변화, 기능 개선은 운동 수행에 따라 서서히 이루어진다는 사실입니다.

운동을 통해 신체의 뚜렷한 변화를 가져오려면 적어도 몇 개월 또는 몇 년이 소요될 수도 있습니다. 특히 신경계의 기능 개선은 더욱 오랜 시간이 걸리기도 해, 운동 효과를 기대하려면 점증 부하의 기본 원리를 지켜야 합니다.

운동 부하의 점진적 증가는 운동 주기를 기준으로 계단식으로 구성하도록 합니다. 즉 일정 기간 동안은 운동 강도와 운동 기간을 동일 수준으로 유지하다가, 다음 주기에 부하를 높이는 방식으로 점차 강도를 높여가야 한다는 뜻입니다. 그러나 때로는 조직이나 기관에 생긴 변화를 유지시키고 피로를 회복시키기 위해 적당 기간 동안 정기적으로 부하를 경감시킬 필요도 있습니다.

특이성의 원리

운동 효과는 과부하 원리에 의해 운동 부하를 적용한 신체의 계통 또는 일부 기관이나 조직에 한정되어 나타남을 뜻합니다. 구체적으로 특정 에너지 시스템을 포함한 특정 근육 집단의 기능 개선은 각각 그 해당 에너지 시스템 또는 해당 근육 집단과 밀접한 관계가 있는 운동을 통해 이루어집니다.

예를 들면 조깅을 하면 팔이 단련되지 않고, 지근섬유를 사용하여 천천히 달리는 장거리 운동 프로그램을 하면 같은 근육 내 속근섬유에는 아주 적은 영향만 미치게 됩니다.

운동에 의한 이러한 특이성은 대상자의 조직이나 계통에 생리적 변화를 수반하여 비로소 운동 효과를 기대할 수 있으므로, 운동에 의해 나타나는 생리학적 현상에 대한 전반 지식이 잘 반영되어야 합니다.

이는 운동으로 인한 근육의 적응을 뜻하기도 합니다. 지구력을 요하는 운동에 근육이 동원되었다면 초기에는 유산소 에너지 생산 능력을 증가시키는 모세혈관이나 미토콘드리아 수가 증가하는 반면, 근육이 강한 저항성운동에 사용되었다면 초기 적응은 수축하는 단백질 수의 증가와 미토콘드리아와 모세혈관 밀도의 감소 등으로 연결됩니다.

트레이닝 방법

근력 발달이나 심폐기능 향상을 위해 트레이닝을 실시하려면 자기 몸에 맞거나 운동 목적에 맞는 트레이닝 방법을 택해야 합니다. 그런데 트레이닝 종류도 다양합니다. 쉬지 않고 지속적으로 운동하는 방법과 주기적으로 운동 강도를 조절하여 기초 체력을 향상시키는 방법 등을 예로 들 수 있습니다. 트레이닝 방법 역시 자신의 운동 목표와 개인적 특성 등을 고려해 결정해야 합니다.

컨티뉴티 트레이닝

최대 산소 섭취 능력과 지구력, 체력 향상을 목적으로 실시하며, 운동을 시작하여 쉬지 않고 지속적으로 하는 걷기, 조깅, 수영, 사이클 등의 저 · 중강도 운동에 적용하는 트레이닝 방식입니다.

컨티뉴티 트레이닝의 경우 최대 산소 섭취량의 75% 이상의 강도

일 때 운동 효과가 가장 높습니다. 달리기를 예로 들자면 보통 처음 3분의 1 구간은 약간 느린 속도로, 그 뒤 3분의 1은 속도를 높여 거의 최대에 가깝게 달린 다음 마지막 3분의 1은 중간 속도로 달리도록 구성하는 것이 좋습니다.

인터벌트레이닝

순간적인 전력 질주가 반복되는 트레이닝 방법으로 높은 강도의 운동 사이에 불완전한 휴식을 넣어 빨리 부하를 주었다가, 피로를 회복하기 전에 다시 부하를 주는 방식입니다.

강도가 높은 만큼 근력 증강 효과도 커 기초 체력 향상에는 좋지만 고령자가 하기에는 무리한 운동 방법이기도 합니다.

리피티션 트레이닝

최대 강도에 이르는 고강도 운동을 반복적으로 실시하는 방법입니다. 운동 중간에 불완전 휴식을 취하는 인터벌 트레이닝과는 달리 충분히 휴식한 뒤 다시 운동을 되풀이합니다. 휴식은 처음 상태와 같은 정도의 능력으로 다시 운동할 수 있을 만큼 취해야 하며, 다시 운동할 때는 최고치의 운동 강도를 적용합니다.

서킷트레이닝

종합적인 체력 트레이닝 방법으로 심혈관계 및 근육, 호흡 등의 발달을 목적으로 하여 체력 트레이닝에 시간 요소를 더한 방식입니다. 가령 웨이트 운동의 경우, 여러 체력 부하 방식의 운동을 하나의 세트로 조합하여 이를 반복 실시합니다.

서킷 트레이닝은 여러 사람이 세트 내에 있는 각기 다른 운동부터 시작하여 순차적으로 시행할 경우, 같은 세트의 운동을 여러 사람이 동시에 트레이닝 하기에 적합합니다.

웨이트트레이닝

자기 체중을 기본으로 덤벨, 바벨 등의 중량물에 저항하며 근육 발달과 근력 향상을 목적으로 하는 저항 훈련입니다. 모든 운동이 근력을 요구하므로 대부분의 운동 종목에서 근력, 근지구력 강화를 위한 트레이닝 방법으로 이용되고 있습니다.

최근에는 유산소운동과 함께 체중 감량을 위한 운동 프로그램이 많이 나와 일반인들이 건강 유지 및 체력 증강을 위해 웨이트트레이닝을 활용하는 사례도 많고, 재활훈련을 위한 트레이닝으로도 인기가 높습니다. 다이어트 운동으로도 많이 활용하는데, 웨이트트레이닝의 근육량 증가가 기초대사량을 증가시켜 전체적인 에너지 소비를 높여 체중 감량에 효과적이라는 사실이 밝혀졌기 때문입니다.

저항성운동의 형태는 크게 주기화 모델과 비주기화 모델로 나뉘고 주기화 모델은 또 선형 모델과 비선형 모델로 구분합니다. 주기화 모델을 따를 때는 보통 일반적 적응 증후군에 근거해 운동 주기를 결정합니다. 일반적 적응 증후군에 따르면 주기화 개념은 신체가 저항성운동의 스트레스를 받으면 쇼크, 적응, 정체의 3단계를 거치므로, 근력 증가를 위해 장기간에 걸쳐 운동 방법을 변경하도록 하고 있습니다.

주기화 모델의 전형적인 형태는 트레이닝 프로그램을 특정 기간으로 분리하는 것입니다. 매크로 사이클은 가장 긴 기간으로 약 1년이고, 이는 3~4개월의 메소 사이클로 분리되며, 메소 사이클은 다시 1~4주 기간인 마이크로 사이클로 나뉩니다.

선형 모델은 초기에는 저강도 고운동량으로 시작하고, 운동이 더 진행되면 근력을 최대화하기 위하여 운동 강도를 올리고 운동량을 줄이는 모델입니다. 이에 비하여 비선형 모델은 7~10일을 주기로 여러 신경 근육 조직을 훈련하기 위해 운동 강도와 운동량을 달리합니다. 일반적으로 비선형 모델이 선형 모델보다 더 높은 근력 증가를 가져온다고 보고 있습니다.

비선형 모델의 보편적인 운동 방식은 월요일 4세트 12~15RM, 수요일 4세트 8~12RM, 금요일 3~4세트 4~6RM의 방식으로 16주

운동 후 2~3주간 휴식을 취하도록 합니다.

계속 같은 강도로 운동을 할지 아니면 다른 방법이나 트레이닝 주기를 바꿀지 여부는 개인마다 다르겠지만, 공통점이 있습니다. 고강도와 저강도를 같이 하는 복합 운동이 전체적인 신체 기능 개선과 건강 강화에는 더욱 효과적이라는 사실입니다.

🏊 노년을 위한 운동 프로그램

본운동을 하기 전에는 반드시 준비운동을 하고 본운동이 끝난 뒤에는 정리운동을 하는 것으로 마무리하는 것을 기본으로 프로그램을 구성합니다. 중요해 보이지 않지만, 준비운동과 정리운동은 본운동으로 달라진 신체 변화에 우리 몸이 적응하도록 도와주는 역할을 하므로 없어서는 안 됩니다. 본운동은 자신의 신체 역량과 목적에 따라 각기 다르게 구성합니다.

준비운동

첫째, 훈련 중 사용될 골격근으로 보내지는 혈류와 심박출량을 증대시키고, 둘째, 근육 온도를 높이고, 근효소 활동을 상승시키며, 셋째, 스트레칭의 기회를 제공해줍니다. 따라서 적당한 준비운동은 수축과 신체 각 부위의 근육을 충분히 펴는 신전 운동으로, 근육

상해의 위험을 낮추고 신체적 수행 능력을 향상시키기 위한 목적의 운동입니다. 준비운동 시간은 운동 형태와 환경 조건에 따라 5분~20분 정도가 적당합니다.

정리운동

운동에 의해 골격근으로 보내진 혈액을 다시 중앙 순환계로 환류시키기 위한 운동입니다. 준비운동과 마찬가지로 정리운동 시간은 운동 형태, 개인 연령 및 건강 수준, 환경 조건에 따라 10분~20분 정도에서 적당하게 선택하면 됩니다.

본운동

심폐 지구력 운동, 유연성 운동, 기능 체력 운동, 저항성운동 등의 주된 운동을 말합니다. 전체적으로 운동 형태를 정한 후에는 낮은 강도에서 시작하여 점차 강도를 높여가고, 운동 시간은 짧게 하다가 점차 30분, 1시간까지 늘려갑니다. 빈도 역시 처음에는 주 1~2회에서 몸의 변화를 살펴가며 점차 3~4회로 늘려야 부상 위험이나 급격한 신체 변화로 인한 건강 악화를 막을 수 있습니다. 가능하면 트레이너나 조력자 · 동반자를 확보한 후 운동을 시작하는 것이 좋습니다.

- 유연성 운동

  주 2~3회, 10분간

- 유산소운동

  - 1단계 : 2.0 METs, 주 3~5회, 30분 이상

  - 2단계 : 2.0~3.9 METs, 주 3~5회, 30분 이상

  - 3단계 : 4.0~5.9 METs, 주 3~4회, 30분 이상

  - 4단계 : 6.0~8.4 METs, 주 3~4회, 20분 이상

  - 5단계 : 10.0 METs, 주 3~4회, 20분 이상

- 근력, 근지구력, 순발력, 민첩성 운동

  - 1단계 : 8~10가지, 40% 1RM, 15~20회 반복, 주 3회 1세 트, 20분 이내

  - 2단계 : 8~10가지, 60% 1RM, 15~20회 반복, 주 3회 1세트, 20분 이내

  - 3단계 : 8~10가지, 60% 1RM, 8~12회 반복, 주 3회 2~3세트, 40~60분

  - 4단계 : 8~10가지, 80% 1RM, 1~8회 반복, 주 1회 4세트

  - 5단계 : 8~10가지, 80% 1RM, 1~8회 반복, 주 1회 4세트

- 단계별 kcal 소모량

  - 1단계 : 500~800kcal/주 2단계 : 801~1000kcal/주

  - 3단계 : 1001~1500kal/주 4단계 : 1500~1800kcal/주

－ 5단계 : 2000kcal/주 이상

노인을 위한 저항성운동 프로그램 예시

위스콘신 대학교 운동과학 교수인 스티븐 J. 플렉이 공저로 펴낸 〈저항성 트레이닝 프로그램〉 중 하나입니다.

가정에서의 초보자 프로그램

- 운동 종류: 프론트 숄더 레이즈(fronts shoulder raise), 월 푸시 업(wall push-ups), 스탠드 싱글 니 리프트(stand single knee lifts), 토 레이즈(toe raises), 암 컬(arm curls), 사이드 벤즈(side bends), 스탠딩 니 컬(standing knee curls), 싱글 암 숄더 프레스(single-arm shoulder press), 1/4 스쿼트(squat), 싱글 벤트오버 암 로(single bentover arm rows), 사이드 숄더 레이즈(side shoulder raise)
- 상체 운동에서는 가벼운 저항(1~2kg 덤벨)을 사용한다.
- 8~10회 반복동작을 1~3세트 실시한다.
- 전체 동작 범위와 평형성에 집중한다.
- 세트와 운동 사이에 1~2분의 휴식을 취한다.
- 이 프로그램은 가벼운 저항을 사용하면서 기본적인 움직임 능력과 동작 범위를 회복하는 것이 목적이다.

웨이트장에서의 초보 프로그램

- 운동 종류: 레그 프레스(leg press), 니 익스텐션(knee extension), 니 컬(knee curls), 카프 레이즈(calf raise), 벤치 프레스, 시티드 로(seated rows), 업라이트 로(upright rows), 암 컬
- 부피가 큰 근육에서 작은 근육의 순서로 운동 순서를 정한다.
- 사용되는 저항은 1RM의 80% 내외로 한다.
- 처음에는 1세트를 운동하며 12주에 걸쳐 점차 3세트까지 늘린다.
- 세트와 운동 사이에 2~3분 휴식, 회복이 더디면 회복될 때까지 쉬어도 된다.

장기적인 운동을 위한 주기화 프로그램

- 운동 종류: 레그 프레스, 레그 스쿼트(leg squat), 니 익스텐션, 니 컬, 벤치 프레스, 시티드 로, 카프 레이즈, 업라이트 로, 암 컬
- 월, 수, 금요일 주 3회로 정해 12주 단위로 운동 주기를 다시 정한다.
- 첫 12주 이후에는 2주의 활동적인 휴식기를 갖는다.
- 휴식 이후 개인의 목표와 필요에 따라 프로그램에 변화를 주며 운동 주기를 반복한다.
- 부피가 큰 근육에서 적은 근육의 순서로 운동을 실시한다.
- 월요일 8~10RM, 수요일 3~5RM, 금요일 12~15RM으로 운동 강도를 정한다.

- 처음에는 1세트로 가볍게 시작해 12주에 걸쳐 점차 3세트까지 확대한다.
- 휴식 시간은 월요일 2~3분, 수요일 3~4분, 금요일 1~2분으로 정한다.

제가 만들어서 사용하는 운동 일지입니다. 주 단위로 매일 운동하는 근육을 달리하여 어떤 운동을 어떤 강도로, 얼마나 오랫동안 하는지, 그리고 운동을 할 때마다 힘의 크기를 어떻게 달리해 나가는지 일지로 기록해두면 프로그램을 짜는 데 도움이 됩니다.

운동 일지					
년 월 일 ― 년 월 일					
요일	부분	종류	시간	실시 사항	폼루셰
월	어깨	숄더 프레스	각 20분 1시간	강도를 다르게 각각 10세트	kg
		인크라인 덤벨 프레스			
		바벨 프레스			
	다리	레그 프레스	각 20분 1시간	강도를 다르게 각각 10세트	
		레그 컬			
		레그 익스텐션			
화	가슴	체스트 프레스	각 20분 1시간	강도를 다르게 각각 10세트	kg
		벤치 프레스			
		인크라인 푸시 업		20회를 10세트	
	삼두건	바벨 오버헤드 익스텐션	각 20분 1시간	강도를 다르게 각각 10세트	
		덤벨 익스텐션			
		체어 딥		20회를 10세트	
수	등	풀업	각 20분 1시간	10회를 10세트	kg
		밴드 오버 로		강도를 다르게 각각 10세트	
		풀 다운			
	이두근	바이셉스 컬	각 20분 한시간	강도를 다르게 각각 10세트	
		덤벨 컬			
		컨센트레이션 컬			
목					kg

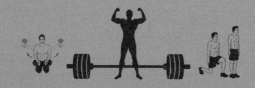

단순히 운동만 한다고 해서
건강한 노년을 지킬 수 있는 것은 아닙니다.
적절한 영양 공급도 필요합니다.
그러면 호르몬 분비가 달라지고 면역력도 강해집니다.
두뇌에 미치는 영향도 놀라울 정도입니다.
노인이라서 건강하지 않은 것이 아니라
건강관리가 미흡하기 때문이라는 사실을 잊어서는 안 됩니다.

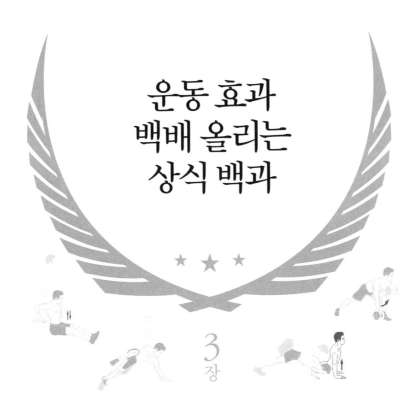

운동 효과
백배 올리는
상식 백과

★ ★ ★

3
장

01

운동만큼 중요한 영양 섭취

규칙적인 운동을 하면 몸 전체에 긍정적인 변화가 일어납니다. 체지방량은 감소하고 근육량과 골밀도는 증가하며 유산소운동 능력과 활동 체력도 강화됩니다.

그런데 운동만으로 이런 효과를 완벽하게 얻기는 부족하고 적절한 영양 공급이 따라야 합니다. 영양 공급은 이런 운동 효과를 발휘하게 하는 필수 요소로, 어떻게 영양 섭취를 하느냐에 따라 운동의 성공 여부가 결정된다고도 할 수 있습니다.

영양소는 일차적으로 연료를 공급하여 운동에 소요되는 에너지를 제공하고 원재료를 공급하여 신체 변화를 가능하게 합니다. 간혹 체중 조절을 위해 식사량을 제한하거나 특정 음식을 멀리하는 경우도 있습니다. 하지만 다이어트에 의한 체중 감량은 75%의 지

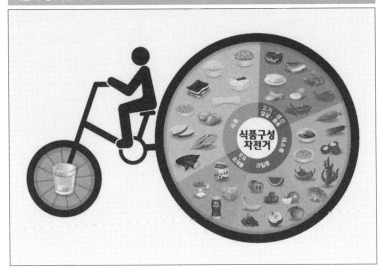

방과 25%의 근육량 감소로 나타나는 결과로, 식이 조절로 체중을 감량하면 추가로 운동을 해도 체중이 감소하지 않는다고 합니다. 따라서 다이어트와 영양소의 균형이 무엇보다 중요하며 적절한 영양 공급이 이뤄졌다는 전제 하에 유산소운동과 저항성운동을 병행해야 근육량 감소 없이 다이어트에 성공하게 됩니다.

먼저 체성분 분석표를 통해 자기 신체의 특성을 파악한 후 우리가 매일 섭취하는 음식물에 대한 이해와 그에 맞는 식단을 선택해야 합니다.

우리가 일상생활을 하는 데 필요한 에너지는 일차적으로 탄소화물이 제공합니다. 섭취한 탄수화물은 소화된 직후 조직에서 사용되고 나머지는 체내와 혈액, 간과 근육에 저장되어 있다가 과잉 잉여분이 지방 조직으로 가서 체지방으로 쌓이게 됩니다.

에너지가 사용되는 과정은 앞에서도 설명했듯이 근육 활동이 시작되면 첫째, 근육 속의 ATP를 사용합니다. 그러나 1kcal 정도의 소량이고 그다음 근육 속에 저장되어 있는 포스포크레아틴(PC)이 ATP를 재합성합니다. 물론 PC 사용량도 4kcal 정도에 불과합니다. 그다음 에너지원으로 작용하는 것이 바로 탄수화물입니다.

우선 정상적인 성인의 인체는 약 5L의 혈액을 가지고 있고 혈액 속 포도당은 4.5g정도가 됩니다. 이 포도당을 에너지로 환산하면 혈당의 에너지는 약 20kcal가 됩니다.

둘째, 간은 고농도의 글리코겐을 가지고 있는데, 간의 무게는 보통 1.8kg으로 평균 간 무게의 5%정도인 90g의 글리코겐을 저장하고 있고, 에너지로 환산하면 360Kcal에 해당됩니다.

셋째, 근육은 인체에서 가장 많은 양의 글리코겐을 가지고 있습니다. 글리코겐은 근육량의 1.2% 내외로, 30kg의 근육량을 가진 사람은 30kg × 1.2% × 4 = 1,440Kcal의 에너지를 가지고 있다는 뜻입니다.

결국 체내에 존재하는 탄수화물 총량은 20Kcal + 360Kcal + 1,440Kcal = 1,820Kcal입니다.

적당량의 운동을 할 경우 우리 몸은 간 글리코겐과 근육 글리코겐 등을 사용해 에너지를 얻습니다. 만약 힘든 운동을 한다면 근육 글리코겐을 더 많이 사용합니다. 최대 산소 소모량의 30~50% 수준의 운동을 할 경우 지질산화도 비례하여 증가하지만, 운동 수준을 높여 산소 소모량이 65% 정도까지 올라가면 지질과 탄수화물이 비슷하게 에너지원으로 쓰입니다.

운동 강도를 조금 더 높여 산소 소모량이 85% 이상까지 올라가면, 운동에 쓰이는 에너지원 중 3분의 2는 탄수화물로부터 가져오고 나머지는 혈장 유리 지방산과 근육 내 중성 지질로부터 충당합니다. 최대 산소 소모량에 이르면 탄수화물이 거의 유일한 에너지원이 됩니다.

분해되지 않는 다당류, 식이섬유

식이섬유는 인간의 장내 소화효소에 의해 분해되지 않는 다당류 탄수화물입니다. 종류는 크게 두 가지로 나뉩니다. 물에 용해되는 용해성 식이섬유와 용해되지 않는 불용해성 식이섬유입니다. 예를 들어 사과를 먹을 때 껍질은 셀룰로오스가 많이 들어 있고 과육은 물에 용해되는 펙틴 함유량이 높습니다. 셀룰로오스 같은 불용해성 식이섬유는 물과 친화력이 적어 겔(gel) 형성 능력이 낮습니다. 그러다 보니 장내 미생물에 의해 분해되지 않고 그대로 배설되므로 배변량을 증가시키고 소화관의 움직임을 촉진해, 장 내용물이 소화관을 통과하는 시간을 단축시킵니다.

펙틴, 검, 해조류 등의 용해성 식이섬유는 담즙산의 배설을 증가시켜, 담즙산을 생성하는 주된 재료인 콜레스테롤의 체내 이용을 증가시킵니다. 결과적으로 혈중 콜레스테롤 농도를 낮추며, 장내에서 담즙산과 결합해 소장벽을 통해 재흡수되는 담즙산 양을 줄이고 담즙산 분비는 더 많아지도록 해, 담석 예방에 도움이 됩니다. 또한 음식물이 위에 체류하는 시간을 연장시켜 포만감을 주니 비만 방지 효과도 따라옵니다. 그리고 혈당 상승을 억제하여 인슐린을 절약하는 효과도 있습니다.

한국인 영양소 섭취기준(2015)의 식이섬유 충분 섭취량은 남녀 각 25g과 20g이며, 미국의 경우는 남성은 38g, 여성은 25g정도로 우리나라보다 조금 더 높습니다.

🏊 운동과 지질

지질은 두 가지로 구분해볼 수 있습니다. 실온에서 액체 상태로 존재하는 지질인 기름(oil)이 있습니다. 주로 식물체에 함유된 지질을 의미합니다. 반면 실온에서 고체 상태로 굳어있는 동물의 지질은 지방(fat)이라고 합니다.

지질은 지구력 운동에서 탄수화물과 함께 매우 중요한 에너지원으로 작용합니다. 그밖에 외부 온도 변화로부터 신체를 보호하는 절연체의 기능과 외부 충격으로부터 신체를 보호하는 것도 지방 덕분입니다. 특히 내장 주위를 둘러싼 지방은 외부의 물리적 충격으로부터 스펀지처럼, 장기 보호에도 꼭 필요합니다.

또한 지용성비타민(A, D, E, K)의 용매가 되고, 체내에서 만들어지지 않는 필수 지방산인 리놀레산과 리놀렌산을 공급하기도 해 적절한 양의 지질 섭취는 반드시 필요합니다.

지질은 에너지 효율성도 더 뛰어납니다. 보통 사람 몸에는 탄수화물의 약 50배 정도가 되는 지방이 저장되어 있습니다. 평균적으로 일반 성인 남성 체중의 15% 내외는 체지방이 차지합니다. 지질은 탄수화물과 같이 탄소, 수소, 산소로 구성되어 있으나 탄소, 수소가 많고 산소가 적어 탄수화물이 1g에 4kcal의 열량을 가지는데 비해 지질은 이보다 두 배가 넘는 9kcal의 열량을 냅니다.

하지만 지질을 운동에너지로 사용하려면 지질 분해 과정으로부터 전자 전달계까지의 복잡한 과정을 거쳐야 하므로 한계가 있을 뿐만 아니라, 운동 강도와 지속 시간에 따라 사용되는 조건도 다릅니다.

최대 산소 섭취량의 25% 수준인 저강도 운동을 할 때는 에너지의 80%를 지질로 충당하는데, 대부분은 혈액의 유리지방산으로부터 공급받습니다. 조금 더 운동 강도를 높여 중강도 이상이 되면 지질의 이용은 서서히 줄어들고 지방 산화 비율도 근육의 중성 지질로부터 50%가량을 공급받습니다.

지방 산화 속도가 가장 높아지는 시점은 최대 산소 섭취량의 62~63% 수준의 운동을 할 때입니다. 만약 85% 이상의 고강도 운동으로 수준을 높이면 지방 산화가 차지하는 비율은 25% 이하로 감소하고, 근육의 글리코겐이 주요 에너지원으로 작용합니다. 그러니 목표에 따라 운동 강도를 적절히 조절해야 할 필요가 있습니다.

지질의 종류

지질은 중성지방, 지방산, 인지질, 스테로이드로 구분합니다. 우리 몸에 존재하는 지질은 대개 중성지방입니다. 그 외 건강 방송 프로그램이나 기사에서 포화지방산, 불포화지방산 등의 용어를 자주 보게 되는데, 이때 말하는 지방산 역시 지질의 종류 중 하나입니다.

중성지방

식품 중에 존재하는 지질과 우리 몸 안에 저장되어 있는 지질의 약 95%가 단순 지질 형태인 중성지방입니다. 보통 간, 근육 등의 백색 지방 조직에 저장되어 있고 일부는 지단백 형태로 혈액 내에도 존재합니다.

지방산

지방산은 종류에 따라 포화지방산, 불포화지방산, 트랜스형 불포화지방산으로 구분합니다. 흔히 불포화지방산은 몸에 좋고 포화지방산이나 트랜스형 불포화지방산은 건강에 나쁘다고 이해하고 있습니다.

포화지방산은 고체 성질이 강한 동물성 지방이 여기에 속합니다. 불포화지방산은 액체 성질이 강한 식물성지방과 생선지방이 대표적입니다.

생선에 많이 들어있는 오메가 3도 지방산 중 하나입니다. 그러나 한 가지 식품에 한 가지 지방산만 들어있는 것은 아닙니다. 예를 들면 소고기는 포화지방산 비율이 50% 정도이고 올리브유나 참기름은 더 낮은 온도에서도 액체의 성분을 유지해 평균 85% 정도가 불포화지방산입니다.

우리 인체는 당연히 포화지방산의 비율이 높아야 체형을 유지할수 있으나, 세포막의 경우에는 불포화지방산의 비율이 높습니다. 트랜스형 불포화지방산은 형태는 불포화지방산이지만 인체 내에서 포화지방산처럼 작용합니다. 보통 트랜스형지방산이라고도 하는데, 식물성기름에 공업적으로 수소를 결합시켜 만듭니다. 음식을 조리할 때 식용유처럼 불포화지방산을 쓰는 것보다 돼지기름 같은 포화지방산이 가미되면 맛이 더 좋아지니 만들어진 지방산입니다.

트랜스지방산은 불포화지방산인데도 그 모양이 포화지방산과 유사하게 변해 체내에서 포화지방산처럼 작용하고, 결과적으로 혈중 코레스테롤 수치를 높입니다.

미국 심장학회는 음식물 중 포화지방산의 섭취 비율을 7% 이내로 제한할 것을 권고하고, 2003년 미국식품의약국에서 가공식품에 트랜스지방산의 사용을 금지하고 있습니다. 우리나라에서도 시판되는 과자류에 트랜스지방산의 함량을 표시하도록 하고 있습니다.

이런 권고 조치가 계속 나오면서 대부분의 사람들은 불포화지방산은 몸에 좋고 포화지방산이나 트랜스지방산은 나쁜 것으로 인식하는 경우가 많습니다. 그러나 일부 연구에 따르면 포화지방산이 무조건 우리 몸에 해롭다는 증거를 찾기도 어렵습니다. 포화지방산의 유해성 여부는 아직도 논란의 여지가 남아 있습니다.

인지질

인지질은 세포막 지질의 주된 구성 성분으로 실온에서 액체 상태로 존재하는 불포화지방산이 주류를 이루기 때문에, 세포막은 딱딱하지 않고 유동성을 지닐 뿐 아니라 수용성과 지용성 영양소를 모두 통과시킬 수 있습니다.

또한 인지질은 한 분자 내에 물과 결합하는 친수성 부분과 기름과 결합하는 소수성 부분을 동시에 가지고 있어, 서로 섞이지 않는 물과 기름을 섞이게 하는 중간 매개체 역할을 합니다.

우리가 섭취하는 지질 중 인지질이 차지하는 비중은 매우 적습니다.

스테로이드

스테로이드는 대부분이 콜레스테롤로 운동을 할 때 에너지원으로 사용되지는 않지만 우리 몸에서 여러 중요한 역할을 합니다. 대표적으로 세포막의 중요한 성분으로 사용되며 스테로이드 계통의 호르몬인 에스트로겐, 테스토스테론, 프로게스테론 등을 합성합니다.

주로 씨앗이나 알에 많이 들어 있지만 음식으로 섭취하는 것보다 훨씬 더 많은 양의 콜레스테롤이 체내에서 합성됩니다. 일단 섭취 및 합성을 통해 체내에 생성된 콜레스테롤은 간에서 담즙산을 합성해 장을 통해 배설됩니다.

식물은 콜레스테롤을 만들지 않기 때문에 식물성 식품에 들어있는 지질에는 콜레스테롤이 전혀 없습니다.

우리 몸에서는 주로 간에서 만들어지고 단백질과 결합하여 지단백질을 형성해, 수용성인 혈액을 따라 움직입니다. 밀도에 따라 VLDL, HDL, LDL 등으로 나뉘는데, 혈액속에 LDL이 과다하면 혈관벽으로 침투해 프라그를 형성하여 심혈관계 질환으로 발전하고 HDL은 동맥에 쌓인 콜레스테롤을 제거하는 역할을 합니다. 따라서 HDL은 많아야 좋고 LDL은 적어야 좋습니다.

우리 몸은 수분과 무기질을 제외하면 지방과 단백질이 대략 반반씩 차지하고 있어 인체의 약 15~20%가 단백질로 이루어집니다. 단백질의 역할 중에는 다른 영양소가 대체할 수 없는 것들이 있습니다. 근육, 간 등의 체조직 구성과 효소·호르몬·항체의 합성에도 사용됩니다. 탄수화물과 지질이 인체가 필요로 하는 양의 에너지를 충분히 공급해주지 못할 때는 에너지 공급원으로도 활용됩니다. 이 경우에는 체내에서 산화되어 1g당 4kcal의 에너지를 발생합니다. 글리코겐이 충분하지 않을 때 단백질을 분해해 에너지를 내는데, 대개 에너지 요구량의 4~5% 정도를 단백질이 담당합니다. 다만 장시간 운동으로 글리코겐이 고갈되면 10~15%까지 에너지 활용 정도가 증가합니다.

체내 단백질 중 전체 균형을 맞추는 데 쓰고 남은 것은 질소가 제거되어 탄수화물이나 지방으로 전환되어 저장됩니다. 간에서는 남은 질소로 암모니아를 만들고 암모니아는 요소로 변하여 혈액으로 이동, 콩팥을 통해 소변으로 배출됩니다.

신체의 여러 부분은 속도의 차이는 있을지라도 단백질은 매번 새롭게 교체되는데, 예컨대 간의 단백질은 2~3주간에 걸쳐 2분의 1이 교체되고 근육의 단백질은 4개월 주기로 바뀝니다. 결국 단백질 섭취는 꾸준히 이뤄져야 합니다.

아미노산 이해하기

아미노산은 필수아미노산과 불필수아미노산으로 구분할 수가 있습니다. 필수아미노산은 체내에서 합성되지 않거나, 합성되더라도 그 양이 생리 기능을 달성하기에 불충분하여 반드시 식사로부터 매일 공급되어야 합니다. 반면 불필수아미노산은 체내에서 합성이 가능해 식사로부터 섭취할 필요가 없습니다.

각종 아미노산의 고른 섭취가 중요한 까닭은, 특정 단백질을 합성할 때 한 가지 아미노산이라도 부족하면 그 단백질 합성이 중단되기 때문입니다. 단백질 합성이 중단된 아미노산을 '제한 아미노산'이라고 합니다.

여기에서 동물성 단백질과 식물성 단백질의 차이가 나타납니다. 양질의 동물성 단백질은 모든 아미노산이 부족하지 않게 골고루 들어 있는 반면, 식물성 단백질은 대개 한 가지 이상의 제한 아미노산을 가지고 있습니다. 예를 들면, 쌀 단백질에는 라이신이 부족하고, 콩 단백질에는 메티오닌이 부족합니다.

따라서 신체가 필요로 하는 단백질 고유의 기능을 완수하려면 충분한 양의 단백질을 매일 공급해 질소 평형이 유지되어야 합니다. 특히 성장기 어린이·임신부 및 회복기 환자의 경우에는 단백질 하루 적정 섭취량을 권장하고 있습니다.

2015년도 한국인 영양소 섭취기준에 의하면 하루 에너지의 단백질 적정비율을 7~20%로 하고 권장량 기준은 55~65g으로 체중

1kg당 0.91g에 해당됩니다. 또한 총단백질 섭취량 중에서 3분의 1 이상을 동물성 단백질로부터 섭취하라고 권장합니다. 단백질을 구성하는 아미노산의 종류 및 양에 의해 식품 단백질의 질이 결정되며, 동물성 단백질과 식물성 단백질이 아미노산 조성에 차이를 보이기 때문입니다. 즉 앞에서 본 제한 아미노산을 가지고 있는 대부분의 식물성 단백질은 불완전 단백질입니다. 대부분의 동물성 단백질에 해당하는 완전 단백질을 보충해야만 생명체의 성장과 유지에 필요한 필수아미노산을 종류별로 빠짐없이 섭취할 수 있기 때문입니다.

따라서 식물성 단백질만으로 영양 상태를 양호하게 유지하려면, 서로 다른 종류의 식물성 단백질을 섞어 섭취하여 부족한 아미노산을 보충해야 합니다. 쌀에 부족한 라이신은 라이신이 풍부한 콩으로 보충하고 또는 콩으로 만든 된장찌개로 보충하며, 대두박에 부족한 메티오닌은 참깨박으로 보충하는 식입니다.

운동과 비타민

비타민은 체내에 매우 소량만 존재하지만, 세포의 정상적인 대사 활동을 위해 없어서는 안 되는 영양소입니다. 대부분 체내에서 합성되지 않아 필요한 적정량을 음식으로 섭취해야 건강을 지키고,

운동 수행 능력을 유지하는 데 필수입니다. 물론 섭취량이 부족할 경우 운동 수행 능력이 저하되지만 필요 이상 섭취한다고 해서 운동 수행 능력이 향상되는 것도 아닙니다. 특히 수용성비타민은 과잉 섭취해도 소변을 통해 배출되므로 독성이 나타나지 않지만, 지용성비타민의 경우에는 체내에 저장되므로 과잉 섭취는 독성을 나타낼 위험이 있습니다.

비타민 A

비타민 A는 우리나라 사람들에게 부족하기 쉬운 영양소 중 하나입니다. 지용성으로 동물성 식품에 들어 있는 레티놀과 식물성 식품에 들어 있는 주황색 색소인 카로티노이드 등이 있으며, 그중 가장 활성이 높은 것은 β-카로틴, 루테인, 리코펜 등이 있습니다.

비타민 A는 눈의 간상세포에서 약한 빛을 감지할 수 있는 물질을 만들기 때문에 어두운 곳에서의 시각 기능에 꼭 필요합니다. 세포 분화 과정의 배아 발달 단계에 필수 영양소로, 결핍되면 배아가 제대로 발달하지 못하여 기관 분화가 일어나지 못하고 기형·사산으로 이어질 수도 있습니다. β-카로틴은 항산화 작용을 합니다. 또한 뼈 형성에도 관여하며, 암 예방과 면역계 기능에도 작용합니다. 비타민A가 부족하면 간에서의 포도당 합성과정이 원활히 이뤄지지 않아 지구력 운동 능력에 영향을 주고, 근육 단백질 합성이 감소하고 시력이 떨어져 근력운동이나 좋은 시력이 필요한 운동에도 영향을 끼칩니다. 단, 과다하게 섭취하면 두통, 구역질, 식욕 감퇴, 피부 박리 등 과잉 증상이 나타납니다.

비타민 D

비타민 D는 생체 내에서 일부 합성이 가능한 지용성비타민으로 효모, 버섯, 버터, 간유, 달걀 등에 다량 함유되어 있으며, 햇볕을 받으면 자외선의 촉매작용으로 피부에서 합성되기도 합니다.

비타민 D는 주로 소장에서의 칼슘 흡수와 신장에서의 칼슘 재흡수를 증가시켜 칼슘이 골격 형성을 할 수 있도록 도와주는 역할을 합니다. 따라서 부족하면 뼈의 석회화가 지연되므로 뼈가 약해지고, 압력을 받으면 구부러지기도 합니다. 뼈의 석회화가 방해를 받으면 어린이의 경우 구루병이 나타나고, 어른은 골밀도 저하와 골절이 자주 발생하는 골연화증, 골다공증을 앓게 됩니다.

따라서 매일 햇빛을 쐬거나 비타민 D 보충제를 별도로 섭취하여 체내 균형을 유지하는 편이 좋습니다. 특히 노인이 운동을 하려면 뼈 건강이 중요하고, 평소 일상생활에서도 낙상 위험을 줄이기 위해 비타민 D 섭취가 필요합니다.

비타민 E

비타민 E는 토코페롤이라는 이름으로 더 익숙합니다. 비타민 E의 가장 중요한 기능은 항산화로, 산화 스트레스에 의한 세포막의 산화를 차단해 세포를 보호하고 과산화물의 생성 억제로 노화를 지연시켜줍니다. 또한 운동 중에 나타나는 근육 손상을 줄이는 데도 도움을 줍니다.

비타민 E는 주로 곡류의 배아, 땅콩이나 아몬드 같은 종실류, 콩류, 푸른 잎채소, 식물성기름 등에 다량 함유되어 있습니다. 인체의 지방조직에 저장되어 있으므로 비타민 E 결핍은 드문 경우지만, 흡연자라면 섭취에 더욱 주의를 기울여야 합니다.

비타민 K

비타민 K는 혈액응고에 필수적인 지용성비타민으로 필요량의 절반가량은 장내 박테리아에 의해 합성됩니다. 시금치 · 양배추 등의 푸른 잎채소류에 많이 함유되어 있고 조리 과정에서 별로 파괴되지 않으므로, 성인에게 결핍증은 거의 나타나지 않습니다. 비타민 K는 간에서 혈액응고 인자의 합성을 돕고 뼈를 단단하게 해주는 단백질 합성에도 중요한 역할을 합니다. 그 밖에 소장 벽 세포에서 칼슘 흡수를 돕는 단백질 합성에도 관여합니다. 따라서 비타민 K가 부족하면 혈액응고가 지연되고 적혈구 속의 헤모글로빈이 유출되는 용혈이 현상이 나타날 수 있으며, 또한 골다공증에 의한 골절 위험이 높아지니, 뼈 건강을 증진시키는 데 도움이 됩니다.

비타민 C

비타민 C는 아스코르빈산이라고도 합니다. 식물과 대부분의 동물은 포도당으로부터 합성할 수 있지만 사람은 비타민 C를 체내에서 자연적으로 합성할 수 없기 때문에 반드시 음식물로부터 섭취해야 합니다.

비타민 C는 신선한 과일 및 채소류, 특히 감귤류 · 딸기 · 감자에 많이 함유되어 있지만, 쉽게 산화되므로 보관한 지 오래된 재료일 경우 비타민 C 함량이 떨어집니다. 또 조리하는 과정에서 상당 부분 소실되므로 주의가 요구되기도 합니다.

수용성 환경에서 비타민 C는 항산화 영양소 역할을 합니다. 세포 내에서 생성되는 활성산소를 제거하여 세포를 보호하는 것은 물론 콜라겐 합성에 관여하고, 철의 흡수를 촉진하거나 엽산의 체내 이용을 원활하게 하는 일도 합니다. 그래서 비타민 C가 부족하면 빈혈 증상이 나타나 운동 수행 능력도 떨어집니다.

그밖에 면역력 강화에 도움을 주어 호흡기 감염을 낮추고 알레르기 작용을 완화하는 데도 작용합니다. 외부에서 하는 마라톤 같은 운동을 할 때 급작스러운 기온 변화에 노출되기 쉽다면 비타민 C섭취가 더욱 필요합니다.

다른 영양소가 제 역할을 하도록 돕는 보조제로서의 역할도 큽니다. 대표적인 것이 콜라겐 합성과 관련되어 있습니다. 콜라겐은 체내 단백질 중 가장 많은 양을 차지하여 세포와 세포 사이를 결합하거나 연결하는 역할을 합니다. 콜라겐 연결이 잘 되어야 피부 · 연골 · 치아 · 모세혈관 · 근육 등도 단단해집니다. 이때 비타민 C가 부족하면 정상적인 콜라겐 합성에 장애가 나타나 신체에 분포되어 있는 결합 조직에 변화를 초래할 수 있습니다. 잇몸 출혈이나 염증이 생기고 심해지면 관절이 붓거나 골격 조직의 발육 부진, 골절 등의 증상이 나타납니다.

비타민 B_1

나른 용어로 티아민이라고 부르는 이 비타민은 운동에 꼭 필요한 근육 강화에 없어서는 안 되는 비타민입니다. 수용성으로, 탄수화물 대사 과정에 조효소로서 작용하기 때문입니다. 따라서 에너지 섭취량이 많을수록 더 많은 티아민이 필요합니다.

현미, 통밀, 돼지고기 등에 다량 함유되어 있으며, 물에 쉽게 용해되고 열에 파괴되기 쉽지만 다량 섭취해도 소변으로 배설되어 부작용은 없습니다.

B_1이 부족할 경우 근육 약화 등으로 시작해 각기병이 생길 수도 있습니다. 주로 흰 쌀밥을 먹는 경우에 발생하는데, 이는 흰 쌀의 탄수화물 대사에 관여할 B_1이 현미에 들어 있지만 도정 과정에서 제거되었기 때문입니다.

운동에 의한 에너지 요구량이 늘어날 때 B_1이 부족하면 유산소 운동 능력이 저하될 수 있습니다.

비타민 B_2

리보플래빈이라고도 하는 비타민 B2는 탄수화물·단백질·지질이 대사 과정을 거치며 에너지를 생성하는 반응에 필요한 보조 효소의 성분입니다. 우유, 육류, 생선 및 달걀 등의 동물성 식품에 다량 함유되어 있습니다.

내열성이 강해 조리해도 잘 파괴되지 않지만, 자외선에 예민해 햇볕에 내놓으면 쉽게 파괴됩니다. 그러니 식재료의 리보플래빈을 잘 보존하려면 반드시 냉장고에 보관해야 합니다.

B_1과 마찬가지로 에너지대사 과정에 필요하므로 에너지 섭취가 많을수록 더욱 많이 섭취해야 합니다. B_2가 부족할 경우 초기에는 설염, 구내염 등의 증상이 나타나고 시간이 지나면 신경계통 질환과 정신착란 증세까지 이어질 수도 있습니다. 알코올중독자나 만성적인 다이어트 경험자들이 주로 B_2 부족 현상을 호소합니다.

B_1과 마찬가지로 유산소운동의 경우 더 많은 양의 B_2 섭취가 필요합니다.

니아신

니아신은 B_2와 함께 탄수화물·지질·단백질의 산화 과정을 촉매하는 효소의 보조 효소입니다. 필수아미노산의 하나인 트립토판은 체내에서 니아신으로 전환될 수 있으므로, 프립토판이 풍부한 단백질 식품을 통해 섭취할 수 있습니다. 따라서 달걀과 우유는 니아신 함량은 낮으나 트립토판 함량이 높아, 니아신 섭취에 좋은 음식입니다.

니아신이 겹필되면 펠라그라에 걸리기 쉬운데, 펠라그라에 걸리면 피부염, 소화기관 장애에 의한 설사, 우울증과 함께 중추신경 장애로 인한 정신분열, 건망증 등의 증상을 겪게 됩니다. 니아신 역시 에너지대사에 참여하므로 섭취가 부족할 경우 운동 수행 능력이 떨어지게 됩니다.

비타민 B_6

비타민 B_6는 피리독신이라고 하는 수용성비타민으로, 에너지대사에는 관여하지 않고 단백질대사의 촉매를 비롯해 여러 효소 반응에 중요한 조효소 역할을 합니다. 그래서 단백질 분해와 합성 과정, 적혈구 합성, 신경 전달 물질 합성 및 면역계의 정상 기능 등에 관여합니다.

비타민 B_6는 동·식물계에 널리 존재하며, 특히 단백질 함량이 높은 어육류 및 달걀류에 많습니다. 따라서 단백질 섭취가 많아지면 자연히 B_6의 섭취량도 많아져 균형을 이룹니다.

B_6는 헤모글로빈 합성과 근육 글리코겐 활용에도 관여하므로 지구력 운동을 하는 사람에게 더욱 중요하지만, 근육에 저장될 수 있으므로 적정량을 섭취하는 것이 좋습니다.

엽산

엽산은 시금치, 상추, 브로콜리 등 푸른색이 짙은 채소류나 육류, 달걀에 다량 함유되어 있습니다. 엽산이라는 이름도 푸른잎 채소에 많이 함유되어 있어 따온 이름이고, 첫 발견도 시금치에서 추출하며 알려졌습니다.

엽산은 하는 일이 많습니다. 세포내에서 핵산(DNA) 물질의 합성과정에 참여하는 보조효소로 세포분열 또는 성장인자로 작용하기도 하고, 적혈구 형성이나 메티오닌성, 메티오닌의 중간 대사물을 합성하는 과정에도 관여합니다.

따라서 엽산이 부족하면 빈혈 증세가 나타나고 산소 운반 능력이 감소하거나 DNA가 손상되기도 합니다. 또한 엽산 결핍으로 혈중 호모시스테인 함량이 높아져 혈관 내벽이 손상되기도 하는데, 증상이 심해지면 심혈관계 질병으로 발전될 가능성도 높습니다.

지구력 운동을 할 때는 적혈구가 많이 소모되는 만큼, 적혈구 재생을 위해 엽산 섭취가 중요합니다.

비타민 B_{12}

비타민 B_{12}는 유일하게 무기질인 코발트를 포함하는 비타민으로 코발라민이라고도 합니다. 정상적인 적혈구 형성에 필요하며, 핵산 합성과 세포분열에 관여하고 신경섬유의 정상 유지에도 꼭 필요한 영양소입니다.

B_{12}는 장내 박테리아에 의해서 합성되지만 필요량에 비해 부족하므로 식사를 통해 섭취해야 합니다. 식물성 식품에서는 거의 발견되지 않고 동물성 식품에 풍부합니다.

만약 코발라민이 부족해지면 엽산 대사에 장애를 초래해 적혈구의 세포분열이 정상적으로 이루어지지 않습니다. 그러면 미성숙한 거대 적혈구가 생겨나 심하면 사망에까지 이를 수 있습니다. 지구력 운동을 하는 사람들에게 엽산이 꼭 필요하듯이 코발라민 역시 적혈구 형성에 중요한 역할을 하기 때문에, 운동을 할 때는 적당량을 꼭 보충해야 합니다.

운동과 무기질

건강을 지키는 데 있어 무기질은 생각보다 더 중요합니다. 단백질이나 탄수화물 같은 영양소 섭취가 아무리 잘되어 있다 해도 무기질이 부족하면 제 능력을 발휘하지 못합니다. 그리고 무기질 섭취의 불균형으로 인한 신체 불편을 호소하는 사람도 생각보다 많습니다.

우리 몸의 건강 균형을 맞추기 위해 꼭 필요한 대표적인 무기질로는 칼슘과 인, 나트륨, 칼륨, 마그네슘, 아연, 요오드 등 여러 가지가 있습니다. 대부분 음식을 통해 필요한 양을 섭취할 수 있지만 부족한 경우 별도의 영양 보충제를 먹어야 하는 경우도 있습니다.

칼슘

칼슘은 체중의 1.5%~2.2%를 차지하는 중요한 무기질로 대부분 골격과 치아를 구성하는 데 쓰입니다. 그리고 나머지 1% 미만이 혈액 및 체액에 존재하면서 다양하고 중요한 생리 조절 기능을 담당합니다.

특히 뼈는 칼슘을 위주로 인, 마그네슘, 아연 등이 복합체를 형성하여 단단한 구조를 갖게 됩니다. 그러나 나이가 들수록 칼슘의 양이 줄어들면서 골밀도가 낮아집니다. 대부분 사람의 신체는 20대 후반부터 30대 초반까지 골밀도가 가장 높고, 이후부터는 골격에서 소멸되는 칼슘 양이 골격에 형성되는 것보다 더 늘어나면서 골밀도도 낮아집니다. 골밀도 감소 속도는 개인마다 다릅니다. 요인은 칼슘 섭취량, 운동량, 에스트로겐 분비량, 비타민D 영양 상태, 유전 등 다양한 요인이 작용합니다.

칼슘 결핍이 계속되면 골질량 감소가 심해져 뼈 조직이 가늘어지고 내부 조직에 구멍이 생기면서 골다공증이 발생하기도 합니다. 골다공증이 생기면 일상적인 활동이 어려워지므로 칼슘 섭취에 더 많은 관심을 가져야 합니다. 특히 운동을 하면 몸에서 빠져나가는 칼슘 배출량이 늘어납니다. 그러니 운동을 시작한다면 평소보다 칼슘 섭취에 신경을 써야 한다는 사실도 명심해야 합니다.

칼슘의 1일 권장 섭취량은 성인 남자 800mg, 여자 700mg 정도입니다. 상한 섭취량은 2,500mg이지만 국민건강영양조사 보고에 의하면 대다수 사람들의 섭취량은 권장량에 훨씬 못 미친다고 합니다.

칼슘이 많이 든 대표적인 음식은 우유입니다. 그리고 규칙적인 운동을 통해, 골밀도가 낮아지는 것을 사전에 예방하는 노력도 필요합니다. 반면 흡연과 지나친 단백질 섭취는 칼슘 배출을 증가시켜 골다공증을 촉진하므로 주의가 필요합니다. 식품만으로는 필요 섭취량을 충족하기 어려운 경우 칼슘 보충제를 고려하는 것도 나쁘지 않습니다.

인

인은 칼슘 다음으로 신체에 많이 포함된 무기질입니다. 체내의 인 중 85% 정도가 칼슘과 결합한 인산칼슘의 형태로 골격과 치아 조직 구성에 쓰입니다.

골격과 치아 조직이 견고해지려면 앞서 설명한 칼슘과 인의 비율이 중요합니다. 골격 형성이 가장 효율적이려면 칼슘과 인이 1 대 1 비율로 만나야 합니다. 인의 섭취가 칼슘보다 지나치게 많으면 오히려 골격 형성에 부정적인 영향을 가져오기도 하니, 무조건 많이 섭취한다고 좋은 것은 아닙니다.

인산염은 최대 산소 섭취량을 증가시키고 운동 중 젖산이 적게 생성되어 근육으로의 산소 공급을 더욱 효율적으로 만들어주는 역할도 합니다. 또한 근력 향상과 달리는 속도에 도움이 되며, 재활치료 중인 근위축증 노인환자의 근육량 증가를 위해서도 인 섭취가 중요합니다.

인은 식품에 많이 함유되어 있어 정상적으로 식사를 하는 사람이라면 결핍을 염려하지 않아도 됩니다. 오히려 인산염이 식품첨가물의 형태로 각종 가공식품 및 탄산음료에 포함되어 있기 때문에, 과잉 섭취로 인한 칼슘 대 인의 균형이 깨어져 뼈가 약해질 우려가 있습니다.

나트륨

나트륨은 세포외액의 용량을 결정하는 기본 전해질입니다. 세포 내의 수분은 일정한 양을 유지하지만 세포외액은 주위 환경에 따라 용량이 달라지므로, 우리 몸이 필요로 하는 수분 균형을 지키려면 나트륨이 꼭 필요합니다. 우선 칼륨과 함께 삼투압 또는 체액량을 조절하고, 산·알칼리 평형 조절을 유지하는 데도 관여합니다. 근육에 전기화학 자극을 전달하여 정상적인 근육의 움직임과 반응을 유도하는 데도 나트륨이 없어서는 안 됩니다. 근육은 신경의 신호를 받아 움직이는데, 이때 신경의 명령 전달을 돕는 전해질이 나트륨이기 때문입니다.

만일 나트륨 저장량이 감소하면 혈청을 포함한 세포외액의 용량이 감소하여 평균 동맥압과 체온 유지에 큰 문제가 발생할 수도 있습니다. 그러나 평소 우리가 먹는 일상식만으로도 신체가 필요로 하는 나트륨 공급에는 지장이 없고 나트륨 결핍을 걱정할 우려는 적습니다.

　오히려 각종 가공식품에 들어간 식품첨가제의 나트륨은 물론 한국인 식단에 자주 올라오는 간장이나 된장, 고추장 등의 양념에 다량의 나트륨이 첨가되어 있어 문제입니다. 한국건강증진개발원에 따르면 한국인의 1일 평균 나트륨 섭취량은 2014년 기준 4,103mg으로 세계보건기구 권고량인 2000mg의 2배가 넘습니다.

　운동을 할 때는 땀을 통해 나트륨이 몸 밖으로 배출되는 만큼 나트륨 보충에 신경을 쓸 필요가 있습니다. 운동을 하고 난 뒤 목이 말라 수분만 보충하면 혈장 나트륨 농도가 감소하면서 일시적으로 나트륨 부족 상태가 될 수도 있고 이로 인해 근육이 쇠약해지기도 합니다. 따라서 고온에서 오랫동안 운동을 하고난 뒤에는 수분과 함께 적정량의 나트륨을 보충해야 운동 수행 능력을 유지하는 데 좋습니다.

　반대로 평상시 나트륨 섭취가 과하면 혈압이 상승하고 심혈관질환으로 인한 질병 발생률이 높아지므로, 나트륨 섭취를 적절히 조절하려는 노력은 평소에 꾸준히 해야 합니다.

칼륨

나트륨이 세포외액에 존재하는 음이온이라면 칼륨은 세포내액을 구성하는 대표적인 양이온입니다. 주로 신경과 근육세포에 다량 존재하며 성인 남성의 경우 135g~250g으로, 칼슘과 인 다음으로 체내 함량이 높은 무기질입니다.

나트륨과 칼륨은 극과 극의 성질로 둘의 균형을 통해 체액 균형을 유지하는 역할을 합니다. 대표적으로 나트륨이 혈압을 올리는 작용을 한다면, 칼륨은 혈압을 낮추고 신경 자극을 전달하는 과정도 나트륨에서 칼륨으로 이어지면서 근육 수축이나 이완 작용을 이끌어냅니다. 그 외에도 단백질 합성, 근육의 글리코겐 저장 과정, 정상적인 신장 기능에도 칼륨은 필요한 존재입니다.

근육의 수축 및 이완 작용에 관여하는 무기질인 만큼 칼륨이 부족하면 신체 운동 수행 능력이 저하됩니다. 그러나 대부분 식품에 고르게 함유되어 있어 칼륨 결핍이나 과잉은 거의 발생하지 않습니다.

신선한 채소와 과일, 도정하지 않은 곡류, 말린 콩, 육류 등에 들어 있고 하루 충분 섭취량은 3.5g입니다.

마그네슘

마그네슘은 식물의 녹색 색소인 엽록소 성분입니다. 시금치 등 녹색 잎채소에 많이 들어 있으며 도정하지 않은 곡류, 콩, 견과류와 우유, 육류와 같은 동물성 식품도 마그네슘을 함유하고 있습니다.

마그네슘은 주로 탄산이나 인산복합체의 형태로 골격과 치아의 구성 성분으로 사용됩니다. 체내 마그네슘의 60%가량은 뼈와 치아에 존재합니다. 특히 치아의 에나멜 층의 칼슘을 안정적으로 증가시켜 충치를 예방하는 역할도 합니다.

또 여러 효소의 보조 인자로도 작용합니다. 에너지대사에 관여하여 ATP를 안정시키고 신경 자극 전달에 관여해 근육 긴장과 이완을 조절하는 작용도 합니다. 그래서 신경이나 폐, 심장근육 등이 제대로 기능하려면 마그네슘이 꼭 필요합니다.

하루 권장 섭취량은 350mg으로, 정상적으로 식품을 섭취하면 마그네슘 결핍은 매우 드뭅니다. 다만 운동을 하면 땀과 소변으로 마그네슘 배설량도 증가하여, 마그네슘 부족 현상을 겪을 수도 있습니다. 예를 들어 고강도 운동을 할 경우 마그네슘 요구량은 평소보다 10%~20% 증가하게 됩니다. 그런데 체내 마그네슘이 부족하면 최대 운동에 필요한 산소 요구량이 증가하면서 지구력이 감소합니다. 몸의 피로도가 그만큼 높아진다는 의미입니다. 따라서 고강도 운동을 한다면 마그네슘이 부족하지 않도록 충분히 섭취할 필요가 있습니다.

물론 마그네슘이 충분하다고 해서 운동 수행 능력이 향상되는 것은 아닙니다. 마그네슘 보충이 유산소운동이나 근력운동 능력 향상에 영향을 끼치지 않는다고 알려져 있습니다.

철

성인의 철분 보유량은 3~4g 정도로 적혈구 헤모글로빈에 70%, 근육 미오글로빈에 5%, 간·지라·골수에 20%, 나머지 효소에 5% 정도 들어있습니다.

우리 몸이 필요로 하는 철은 극히 적지만 매우 중요한 역할을 합니다. 제일 먼저 헤모글로빈의 구성 성분으로 산소를 혈액 내에서 이동시키는 작용을 하고, 미오글로빈의 구성 성분으로 근육에서 산소를 일시적으로 저장하는 데에도 꼭 필요해 건강한 신체 활동과 에너지 전달에 관여합니다. 또 효소의 보조인자로 작용해 신경전달물질과 콜라겐 합성에도 철은 빠질 수 없습니다. 만약 체내 철이 부족한 경우 어린이는 성장부진이나 학습장애를 겪을 수 있고, 성인도 철분 결핍성 빈혈을 종종 호소하게 됩니다. 전 세계적으로 가장 흔한 영양결핍증이 바로 철 부족으로, 전체 빈혈 증상의 60~80%를 차지합니다.

철은 다양한 식물성 식품과 동물성 식품에 존재하며 두 가지 형태로 공급되는데 하나는 철이고 하나는 비철입니다. 각각 헤모철분, 비헤모철분이라고도 하는데 육류, 어류에서 주로 발견되는 헤모철분은 흡수율이 40% 정도로 높은 반면 채소 · 곡류 등에서 발견되는 비헤모철분 흡수율은 10% 내외에 불과합니다. 한국인의 경우 21% 정도를 동물성 식품으로부터 섭취하고 있으며 나머지 79%를 비헤모철분을 함유한 식물성 식품으로부터 섭취하고 있습니다. 헤모철분의 흡수율이 높다고 했으니 체내로 흡수되는 철분 함량은 그만큼 낮을 수밖에 없습니다.

남 · 녀의 철 섭취 권장량은 각각 10mg과 14mg으로 여자가 조금 더 높습니다. 여자의 철 손실이 그만큼 크다는 것인데, 남녀를 막론하고 한국인들은 철 섭취 기준이 권장량보다 미만인 사람이 15.1% 정도로 나타나 철 섭취에 조금 더 신경을 써야 합니다.

운동 수행 능력을 위해 체내 철분 함량은 필요하지만, 지나치게 많이 섭취하면 오히려 철분 대사가 교란되면서 혈색소침착증이 발생하기도 합니다. 또한 간경화 등 간 손상이 나타나거나 구리, 아연 등 다른 미량 무기질의 흡수를 방해할 수도 있습니다.

아연

아연은 성인의 체내 보유량이 약 1.5~2.5g에 불과한 미량 무기질입니다. 미량 무기질이란 하루 필요량이 100mg 이하인 무기질을 일컫는 말로, 아연은 미량 무기질 중에서 우리 몸에 없어서는 안 되는 영양소입니다.

아연이 하는 일은 많습니다. 우선 아연의 90%가 근육과 골격에서 단백질대사와 합성 조절 작용을 합니다. DNA나 RNA 같은 핵산 합성과 탄수화물 대사에도 관여하고, 항산화 효소인 SOD 합성에 참가하여 산화적 손상을 방지하는 역할도 담당합니다. 덕분에 우리 몸은 생체막의 정상적인 구조와 기능을 유지할 수 있고 상처가 나도 다시 아물게 됩니다. 또한 아동의 성장과 면역 기능이 활성화되도록 돕고, 정상적인 미각 기능을 유지하는 데도 필요합니다.

아연의 권장 섭취량은 남자 10mg, 여자 8mg이고 상한 섭취량은 35mg 정도로 낮습니다. 게다가 거의 모든 식품이 아연을 함유하고 있어 정상적인 식생활을 할 경우 아연 결핍의 위험은 거의 드뭅니다.

다만 운동을 할 때는 조금 주의를 기울일 필요가 있습니다. 땀을 많이 흘리면 땀과 함께 아연이 빠져나가 아연 결핍증을 호소할 수도 있기 때문입니다. 아연이 부족하면 근지구력이 감소하고 면역력도 저하될 수 있습니다. 아동의 아연 섭취를 늘리면 신장과 체중이 빠르게 발달합니다.

요오드

요오드는 갑상선에서 분비되는 티록신이라는 호르몬의 구성 요소로, 티록신은 체내에서 기초대사율을 조절하는 데 관여합니다. 그래서 체내에 존재하는 요오드의 70~80%가 갑상선에서 발견되고 갑상선질환과 요오드는 밀접한 관련이 있습니다.

만약 요오드가 부족할 경우 티록신 합성이 잘 이루어지지 않아 신체는 이를 보상하기 위해 갑상선 조직을 더욱 확장하고, 이것이 지나치면 갑상선비대증이라는 결과로 이어지게 됩니다.

자연계에 존재하는 요오드는 주로 바닷물과 토양 중에 많습니다. 음식에서 섭취하려면 해조류인 미역 · 김 등을 많이 먹는 것이 좋습니다.

대개 젊은 사람들이 운동을 시작하면 단백질 섭취는 늘리고 탄수화물은 거의 먹지 않습니다. 근육을 만들 때는 단백질을 많이 보충해야 근육이 보기 좋게 만들어진다고 알려져 있기 때문입니다. 그러나 단백질을 비롯해 탄수화물과 지방까지 필수 에너지원이 되는 영양소를 고루 섭취하는 것이야말로 균형 잡힌 건강을 유지하는 비결입니다.

탄수화물 섭취

운동 시작하기 3~5시간 전 많은 양의 고탄수화물 식사가 꼭 필요합니다. 공복 상태에서 운동을 심하게 하면 간의 글리코겐이 고갈될 수 있기 때문입니다. 고탄수화물은 이를 보충해 간과 근육의 탄수화물 이용성을 증가시킬 수 있습니다.

하지만 2시간 미만의 가벼운 운동에는 탄수화물 섭취가 큰 작용을 하지 않습니다. 최대 산소 섭취량의 30% 범위에서 할 수 있는 저강도 운동을 2시간 이상 하는 경우 탄수화물을 섭취해두면, 혈당 유지를 돕고 피로 발생을 지연시키는 효과가 있습니다.

또한 간과 근육의 글리코겐 보충은 운동 이후를 위해 중요합니다. 글리코겐 합성이 가장 빠르게 일어나는 시기가 운동 직후이기 때문에, 운동을 마친 뒤 바로 탄수화물을 섭취하는 것도 나쁘지 않습니다.

운동 후 섭취하는 당질에 따라서 근육 글리코겐의 재합성 정도가 달라지기도 합니다. 이는 혈당 지수와 인슐린 지수의 반응이 다르기 때문입니다.

단백질 섭취

운동 전 단백질 섭취는 운동 후 단백질 섭취와 단백질 합성 반응에 크게 차이가 없습니다. 특히 운동 후에는 탄수화물만 섭취해도 단백질 분해를 촉진하는 코르티솔의 분비를 감소시켜, 단백질 합성에 어느 정도 효과를 볼 수 있습니다.

단백질과 탄수화물을 동시에 섭취하는 것도 좋습니다. 탄수화물 섭취로 인슐린 분비가 증가하면서 섭취한 단백질이 아미노산 형태로 근육으로 이동하면, 저항성운동으로 단백질 분해는 감소하고 단백질 합성은 촉진되기 때문입니다.

우유에는 전지방 우유, 탈지방 우유 등이 있습니다. 단백질에 지방 성분의 함유 정도를 표시한 것인데, 보통 다이어트를 한다고 할 때 지방이 덜 들어간 것을 선호하지만 운동을 통한 건강 균형을 위해서는 지방이 아예 없는 것보다는 원래 지방 성분을 그대로 함유하고 있는 것이 좋습니다.

실제 체내에서의 단백질 합성 정도를 보면 전지방 우유가 탈지방우유보다 더 큽니다. 전지방 우유에 있는 지방이 아미노산 수송을 지연시켜 단백질 합성에 필요한 재료를 지속적으로 공급하기 때문입니다.

근육으로 아미노산을 수송하는 것이 단백질 합성의 중요한 단계이므로, 단백질의 소화 흡수 과정은 무엇보다 중요합니다. 단백질 보충제 주요 성분인 유청 단백질은 소화 흡수가 빠릅니다. 유청 단백질은 우유의 카세인을 제거한 유단백질로 우유에 함유된 단백질의 약 20%를 차지합니다. 반면 카세인은 분해와 흡수에 상대적으로 많은 시간이 필요해 체내에서의 단백질 합성도 달라집니다.

따라서 운동 후 섭취하는 단백실은 형태뿐만 아니라 섭취 시기, 다른 영양소의 동반 섭취 유무, 운동 형태 등 많은 요인에 의해 영향을 받습니다.

02

기분과 신체 흐름을 좌우하는 호르몬

여성이 폐경기가 되어 호르몬 분비에 변화가 올 때 가장 많이 듣는 의학적 조언이 운동을 하라는 말입니다. 굳이 나이와 연관을 짓지 않더라도 과도한 업무나 육아 등으로 스트레스를 받을 때 운동을 하면 기분이 한결 가벼워지는 것을 느낄 수 있습니다. 이 역시 스트레스 호르몬이 운동으로 인한 신체 활동에 의해 달라지기 때문입니다.

그만큼 의학 전문가가 아니더라도 평소 호르몬이라는 용어를 많이 듣고 살지만, 우리는 정확히 호르몬이 무엇인지, 어떤 호르몬이 있고 체내에서 어떤 역할을 하는지 잘 모릅니다. 당연히 운동과 호르몬의 관계에 대해서도 진지하게 들여다 볼 기회가 적었습니다.

🏊 호르몬이란 무엇인가

멀리 떨어져 있는 세포들은 다양한 방법으로 서로 소통을 합니다. 여러 가지 방법이 있습니다.

호르몬은 우리 몸의 각 세포들 사이에서 신호를 전달하는 물질 중 하나입니다. 내분비계의 내분비샘에서 분비되어 적혈구 생산조절, 순환 및 소화기계 조절, 생식기능 조절 등의 작용과 내적인 환경 유지, 스트레스 환경 대응, 성장 발달 유도 등에도 관여합니다.

호르몬 분비를 하는 곳은 주로 뇌에 있는 시상하부, 뇌하수체, 솔방울샘과 목에 있는 갑상샘, 부갑상샘과 가슴에 있는 가슴샘(흉선) 그리고 콩팥과 췌장 등이 있습니다.

🏊 호르몬의 운반과 작용

내분비샘에서 나온 호르몬은 혈류를 따라 장기까지 이동합니다. 이동할 때는 단백질로 된 수송단백질의 도움을 받아, 목적지에 도달하면 수송단백질로부터 떨어져 나와 혈관 밖으로 이동합니다.

호르몬은 단독으로 효과를 발휘하는 것이 아니라, 호르몬과 결합하는 수용체 수와 비례하여 결합이 완료되어야 비로소 제 역할을 하게 된다는 것입니다. 수용체와 결합이 끝나면 호르몬 농도가 아무리 증가해도 더는 효과를 발휘할 수 없습니다. 또 호르몬 수용체의 세포에 의해 결정되므로 특정 호르몬에 대한 반응 강도를 스스로 조절할 수 있습니다. 호르몬의 농도, 수용체의 수, 그리고 여기에 호르몬과 수용체간의 민감도 역시 호르몬의 효과에 영향을 미칩니다.

운동에 따라 달라지는 호르몬의 반응

호르몬은 운동의 강도, 발한에 의한 혈장량 감소, 저산소증 등의 영향을 받아 운동에 민감하게 반응합니다. 물론 호르몬 종류가 다양해 각각의 반응도 다르게 나타납니다.

성장호르몬

세 부분으로 나뉘는 뇌하수체의 가장 앞쪽을 전엽이라고 하는데, 여기에서 성장호르몬이 분비됩니다. 성장호르몬은 출생부터 성장기까지 많은 양이 분비되어 신체의 발육과 성장을 촉진하는 역할을 합니다. 성장이 멈추었다고 성장호르몬 분비가 멈추는 것은 아닙니다. 사는 동안 분비는 계속되지만 나이가 들수록 분비량이 적어질 뿐입니다.

성장호르몬의 기능은 이름 그대로입니다. 세포에서 단백질 합성과 연골 성장을 촉진해 이를 통해 사람의 신체 성장이 이루어집니다. 키도 크고 세포 크기와 수도 증가하는 것은 물론 지방 조직에 관여하여 지방 대사의 활성도 촉진합니다.

그런데 운동을 하면 성장호르몬의 기능이 더 활발해집니다. 성장호르몬이 운동을 하는 동안 단백질 합성 기능을 강화시켜 근육 성장에 영향을 주기 때문입니다. 한참 자라나는 성장기 아동이 운동을 하면 성장 발육에 도움을 얻을 수 있다고 말하는 이유입니다.

운동을 할 때 성장호르몬은 혈당을 유지할 수 있도록 생체 시스템을 조직해주기도 합니다. 간에서 글리코겐과 아미노산으로 포도당을 만드는 과정을 촉진시켜 포도당을 더 많이 만들어 혈액으로 보내고, 근육에서는 포도당 대신 지방 이용을 높이는 작업도 합니다.

하지만 운동을 통해 성장호르몬 분비를 더욱 촉진시키려고 한다면 적어도 15~20분 이상 운동을 해야 합니다. 그때까지는 호르몬 반응에 큰 변화가 없습니다. 만약 성장호르몬 분비를 촉진시켜 지방 이용을 늘리고 싶다면 1시간 이상 운동을 해야 합니다.

간혹 노인들이 근력 증가나 신체 조건 개선을 목적으로 성장호르몬 주사를 맞는데, 효과는 확실하지 않으니 신중하게 선택해야 합니다. 호르몬 주사를 맞은 뒤 근육에 변화가 있다는 경우도 있지만, 연구에 의하면 인체 근육의 수분이 늘어난 것이지 근섬유 크기가 증가한 것은 아니어서 항상성을 유지하기 어렵다고 합니다.

'인체에서 만들어진 모르핀'이라는 뜻을 가진 엔도르핀은 천연 마약이라고 해도 과언이 아닙니다. 통증이 발생할 때 뇌하수체전엽에서 만들어져 뇌의 아편수용기에 작용하여 통증을 완화하고 없애주기 때문입니다. 효과로만 놓고 보면 약품인 모르핀의 10배 이상에 해당합니다.

1987년 마이애미 대학교 랑엔펠드 교수팀은 최대 산소 섭취량의 70% 이상의 수준으로 운동을 하면 엔도르핀이 증가하고, 최대 수준의 단계까지 운동 강도를 높이면 평소보다 2~5까지 엔도르핀이 증가한다는 사실을 밝혀내기도 했습니다.

오랜 시간 운동을 하면 감정 변화나 통증이 한계점에 도달하는데 이때 엔도르핀이 분비되면서 기분이 좋아집니다. 그래서 간혹 운동을 즐겨하는 사람들 중에 운동 중독 현상을 보이는 경우도 있습니다. 마라톤을 하다 보면 고통을 잊고 기분이 좋아지는 '러너즈 하이(runner's high)'를 경험하는 이들이 있는데, 역시 엔도르핀과 관련이 있습니다.

베타 엔도르핀은 고통을 겪는 스트레스 상황은 물론, 무엇인가에 몰두하는 즐거움을 실감하고 있을 때에도 분비됩니다. 최근에는 면역 기능과도 밀접한 관계가 있다고 밝혀져, 엔도르핀에 대한 연구는 지금도 활발히 계속되고 있습니다.

프로락틴

프로락틴도 뇌하수체 전엽에서 분비되는 호르몬으로, 젖샘에 작용하여 유즙 생성과 분비를 촉진합니다. 임신 초기에는 호르몬 작용도 활발해 모유의 분비량이 증가하기 시작, 유방 발달을 촉진하고 임신 후반부에 최고를 이루다 출산 뒤 수유가 가능한 신체 상태를 만들어줍니다.

임신 중에도 호르몬이 분비되어 유즙이 만들어지지만, 이때는 에스트로겐이라는 호르몬이 유즙 분비를 억제합니다. 그러다 출산을 하고 나면 에스트로겐 분비가 줄어들면서 수유가 가능해집니다.

프로락틴이 유즙 분비에만 작용하지는 않습니다. 에너지원으로 지방의 동원을 증가시키며 항이뇨 작용으로 체내 수분 보유를 늘리는 역할도 합니다.

오랜 시간 운동을 하면 프로락틴의 분비가 증가합니다. 항이뇨 작용을 한다고 했으니 운동 중 땀을 많이 흘려 탈수 현상이 나타날 것 같다면 프로락틴이 항이뇨 작용을 늘려 탈수를 완화하고 지방 이용을 도와 에너지를 더 낼 수 있게 합니다.

한편 혈중 프로락틴 농도가 높으면 여성 배란이 일어나지 않는 사례도 보고된 바 있습니다. 그래서 여성 운동선수의 경우 불임이나 월경불순 증세가 나타난다고 보고되어, 이 부분은 아직도 연구가 진행 중입니다.

카테콜아민

양쪽 콩팥의 위쪽에 붙어 있는 작은 내분비기관인 부신은 부신속질과 부신겉질로 구성되어 있습니다. 이 중 부신속질에서 분비되는 아드레날린, 노르아드레날린을 총칭하여 카테콜아민이라고 합니다.

에피니프린은 주로 심장에 작용하여 심박수를 증가시키고 간이나 근육에서 당원 분해를 촉진하며, 간에서 혈액으로 포도당 방출을 증가시켜 혈당을 높이는 데 기여합니다.

노르에피네프린은 말초혈관에서 활동하는 호르몬입니다. 말초혈관을 수축시켜 혈압을 상승시키며 혈관 수축, 동공 확대, 소화관의 운동 억제 및 소화액의 분비 억제 등을 유도합니다.

이들은 신체적(운동, 추위), 정신적(불안, 흥분) 스트레스에 의해서도 분비되므로 스트레스 호르몬이라고도 합니다.

운동하는 동안 카테콜아민은 혈당을 유지하기 위해 우리 몸이 지방을 더 많이 이용하도록 만드는가 하면, 간 글리코겐이 포도당으로 전환되어 혈액으로 방출되는 것을 촉진하기도 합니다. 운동 시간과 비례하여 증가하는데, 일반적으로 최대 산소 섭취량의 40~50%에서 현저하게 변화합니다.

장기간 지구력 운동을 한다면 운동 3주 뒤 같은 강도로 운동을 해도 호르몬의 민감성이 높아져, 혈장의 카테콜아민 농도가 현저히 감소하게 됩니다.

코르티솔

코르티솔은 또 다른 스트레스 호르몬입니다. 스트레스를 받을 때 빠르게 에너지를 생성해내도록 해 혈당을 유지하는 데 기여하며, 우리 몸이 스트레스를 이겨내기 유리한 조건을 만들어주는 호르몬입니다.

운동을 할 때도 마찬가지입니다. 운동으로 몸이 피로해지면 코르티솔은 단백질 합성을 억제하고 조직 내 단백질 분해를 촉진하여 아미노산 생성을 돕습니다. 또한 포도당 합성을 유도하는 간 효소를 자극하여 포도당도 더 많이 만들어내도록 합니다. 반면 포도당이 조직으로 들어가는 것을 방해하여 조직이 더 많은 지방산을 대사 연료로 이용하게 만듭니다.

운동 강도에 따라 체내의 코르티솔 농도는 달라집니다. 강도가 낮으면 혈장 코르티솔 농도 역시 감소하고 강도가 높아지면 이에 비례하여 코르티솔 농도도 올라갑니다. 대략 최대 산소 섭취량의 60% 이상의 강도로 운동할 때 혈장 코르티솔 농도가 증가하는 것으로 보고 있습니다. 저강도 운동을 할 때는 코르티솔의 분비 속도보다 분해 속도가 더 빠르기 때문입니다. 반대로 고강도 운동을 하고 있으면 분해 속도보다 분비속도가 더 빨라, 혈장 코르티솔 농도가 높아지는 결과를 가져옵니다.

상처가 났을 때 빨리 아물게 하는 것도 바로 이 코르티솔입니다. 조직의 단백질을 아미노산으로 분해하여 손상된 조직을 재생하기 때문입니다.

알도스테론

코르티솔과 같이 부신겉질에서 분비되는 호르몬입니다. 스테로이드 호르몬 중 하나인 알도스테론은 단백질·탄수화물·지방 대사와도 다소 관련 있으나 주로 나트륨 이온의 세포 내 유입, 칼륨 이온의 배출에 관여합니다. 칼륨의 배출을 촉진해 혈중 나트륨과 칼륨 농도를 일정하게 유지할 수 있습니다.

　운동을 하면 교감신경계의 활성으로 콩팥의 혈류량이 감소하여 알도스테론의 분비를 자극하는데, 저강도 운동의 경우에는 거의 영향을 주지 않으나 운동 강도가 높아지고, 특히 열 조절이 중요할 때에는 알도스테론의 분비가 평상시보다 최대 6배까지 증가하고 운동 종료 후 6~12시간 지속될 수 있습니다.

인슐린

인슐린은 혈당이 높을 때 분비되어 혈액 내 포도당이 근육이나 간, 지방조직으로 유입되도록 돕고 아미노산의 단백질 합성에 관여합니다. 근육에서는 혈당을 이용하여 글리코겐을 합성하고 지방조직에서는 혈당을 지방으로 전환시켜 저장하도록 합니다.

　인슐린이 부족하면 혈액 내 포도당이 조직 내로 유입되지 못하고 혈액에 축적되어 혈당이 상승하고, 콩팥에서 재흡수되는 수준을 초과하는 혈당은 소변을 통해 배출됩니다. 이와 같이 혈당이 높아 소변을 통해 배출되는 증상이 당뇨병입니다.

인슐린의 가장 중요한 작용은 혈액 내에 정상치보다 많은 포도당을 조직으로 유입시킴으로써 혈당치를 유지시키는 것입니다. 운동을 할 때는 근육의 포도당 흡수율이 휴식을 할 때보다 7~12배에 이르러 혈당이 저하될 수 있어, 인슐린 분비가 감소합니다.

혈장의 인슐린 농도가 감소하는 것은 교감신경 자극으로 인슐린 분비가 억제되기 때문이고, 이와 같은 반응을 통해 당뇨병 환자가 규칙적으로 운동을 하면 당뇨병을 개선할 수 있다는 사실을 의미하기도 합니다.

글루카곤

글루카곤은 췌장에서 분비되는 호르몬입니다. 주로 간에서 글리코겐을 분해하여 포도당을 만들고 아미노산으로부터 포도당을 합성하는 데 쓰입니다. 또 지방조직에서는 저장된 중성지방을 분해하여 지방산을 혈액으로 방출시키고, 혈당이 낮을 때는 지방산 이용을 높여 혈당 사용을 제한함으로써 혈당을 상승시키는 작용을 합니다.

혈당이 높으면 인슐린 분비가 증가되어 글리코겐이나 지방에 포도당을 저장하여 혈당치를 낮추고, 혈당이 낮으면 글루카곤이 분비되어 포도당 신생 과정을 촉진하며 지방 이용을 증가시켜 포도당 사용을 줄이고 혈당을 높이는 작용을 합니다.

운동을 시작할 때 근육이 혈액 내 포도당을 빠른 속도로 흡수해서 혈당이 낮아지면 글루카곤 분비는 증가합니다.

그러나 장시간 운동하면 교감신경계의 활성은 완화되고, 교감신경의 활성에 따라 자극된 글루카곤은 분비가 감소되고 혈장 글루카곤의 농도는 완화합니다.

갑상샘호르몬

갑상샘은 호르몬 분비를 통해 정상적인 성장과 발생에 필요한 체내 신진대사를 조절합니다.

갑상샘호르몬이 증가되면 신진대사율이 증가하고 체내 산소 섭취량과 에너지 소비량도 증가해 조직의 성장과 성숙에 기여하나, 호르몬 분비가 적으면 무기력증과 체중 급증이 동반됩니다.

특히 티록신은 반감기가 6~7일이고, 그 효과가 2주 또는 그 이상이기 때문에 인체의 장기적인 적응 및 조직 성장에 매우 중요한 역할을 담당합니다.

운동은 갑상샘호르몬의 지속적인 말초 결핍을 초래합니다. 이로 인해 뇌하수체로부터 시상하부의 갑상샘분비자극호르몬에서 시작하여 갑상샘자극호르몬에 이르기까지 분비를 자극하여 갑상샘호르몬의 분비가 증가하고, 혈액갑상샘호르몬이 현저히 증가합니다.

부갑상샘호르몬

부갑상샘은 갑상샘 뒤쪽의 상하에 각각 한 쌍씩 모두 4개가 있는데, 주 역할은 혈장 칼슘의 농도 조절입니다.

혈장 칼슘의 농도가 낮으면 부갑상샘에서는 부갑상샘호르몬을 분비하여 뼈를 자극해 칼슘을 혈장으로 방출시키고, 동시에 콩팥의 세뇨관에서 칼슘의 재흡수를 증가시켜 혈장 칼슘의 농도를 증가시킵니다. 또한 부갑상샘호르몬은 콩팥에서 비타민 D를 비타민 D_3로 전환시켜 칼슘 흡수를 증가시킵니다.

규칙적인 운동은 부갑상샘호르몬과 함께 칼슘 농도 및 뼈 밀도에 긍정적인 영향을 미치는 것으로 알려져 있으며, 자전거 에르고미터를 이용한 최대 산소 섭취량의 50% 운동 강도에서 5시간 동안 운동을 실시한 경우 부갑상샘호르몬이 증가한 것으로 나타났습니다. 저강도 지구력 운동에서도 유사한 결과를 보였다고 합니다.

칼시토닌

칼시토닌은 뼈의 칼슘이 혈액으로 방출되는 것을 억제하여 혈장 칼슘 농도를 감소시키고, 칼슘이 뼈에 침착하도록 작용하여 혈장 칼슘 농도를 조절하는 작용을 합니다.

혈장 칼슘의 농도가 정상치 이하로 감소하면 칼시토닌 분비도 감소하고, 혈장 칼슘의 농도가 증가하면 칼시토닌의 분비도 증가합니다. 운동과의 관계는 거의 알려진 바 없습니다.

멜라토닌

뇌에 있는 솔방울 샘은 빛을 인식하여 하루 24시간의 일주기를 조절하는 작용을 하고 멜라토닌이라는 호르몬을 분비해 신체 전반의 생리적인 기능을 조절하며, 강한 항산화 효과가 있다고 합니다.

따라서 멜라토닌은 운동 중 발생하는 활성산소를 제거하는 데 많은 영향을 미칠 것으로 기대되며 연구가 진행 중입니다.

운동, 면역력을 높인다

우리는 다양한 모양, 크기, 성분, 특성 등을 가진 수많은 종류의 감염물질에 항상 노출된 환경에서 살고 있습니다. 만약 우리가 여러 감염 병원체들의 침입에 대항하여 효과적이고 뛰어난 방어 체계를 가지지 못한다면, 감염 물질은 우리 몸을 그들의 숙주로 선택하여 번식해 나갈 것입니다.

이러한 감염에 맞서는 우리의 방어 체계를 면역이라고 하며, 물리적 방어 체계, 선천 면역반응과 적응 면역반응으로 나누어볼 수 있습니다.

물리적 방어 체계는 피부와 호흡기관, 소화기관, 생식기관의 안쪽 표면에 위치하는 점막 상피로 이루어져 있고, 이들은 점액 물질을 분비하여 외부 감염으로부터 우리 몸을 보호합니다.

보통 몸을 둘러싼 피부가 외부 이물질에 대한 기본 보호벽으로 여겨지지만 피부로 둘러싸인 신체는 약 2제곱미터 내외에 불과하고, 점막으로 둘러싸인 부분은 이의 200배가량이나 되는 약 400제곱미터로 추정됩니다. 몸에 이물질이 침입하지 못하는 건강한 상태를 유지하기 위해서는 이런 신체 보호벽이 방어를 위한 노력을 끊임없이 해야 합니다. 여러 감염 병원체들은 이러한 점막을 통하여 체내로 들어오기 때문에, 물리적 방어 체계가 손상되면 감염의 1차적인 원인이 됩니다.

선천 면역반응

면역계는 외부 침입 인자의 존재 여부를 끊임없이 관찰하여, 여러 감염 물질로부터 우리 몸을 보호하기 위한 세포와 분자 물질들의 복합체로 이루어져 있습니다. 만약 미생물들이 외부 물리적 방어 체계를 뚫고 체내로 들어오면 선천 면역반응이 일어나 패턴인식수용체나 특정 단백질은 이를 '비자기'로 인식합니다. 외부 병원 미생물들을 분해하는 항균효소 같은 물질을 만들거나 식균작용을 통해 병원균을 잡아먹어 버립니다.

대식세포

초기 면역반응에서 중요한 역할을 하는 것이 바로 대식세포입니다. 대부분의 조직에서 전체 세포의 10~15%를 차지할 정도로 풍부하게 존재합니다.

대식세포는 두 가지 다른 방법으로 우리 몸의 면역력을 강화합니다.

첫째, 대식세포가 박테리아를 파괴할 때 화학물질을 직접 발산하여 감염된 부위로 흐르는 혈류를 증가시킬 수 있습니다. 혈류량이 증가하며 다른 곳에서부터 이동해 온 추가 백혈구의 활성화를 보다 쉽게 만들어줍니다.

둘째, 박테리아와 싸울 때 대식세포는 사이토카인이라는 단백질을 생산합니다. 사이토카인은 면역 체계 내 세포 사이에서 소통하고, 면역 체계를 조절하는 세포 신호물질로서, 일부 사이토카인은 싸움의 시작을 면역세포에게 알리고, 이 면역세포들을 빠르게 증식하는 박테리아와 보다 잘 싸울 수 있도록 혈액으로 내보냅니다.

많은 박테리아들이 체내에 침입한 후 영양분이 많은 우리 몸속에서 매 20분마다 빠르게 세포분열 활동을 해 증식할 수 있기 때문에, 이를 차단하기 위해 면역반응은 매우 빠르게 일어납니다.

호중구

호중구는 박테리아 침입 시 대식세포와 함께 식균 작용을 하는 백혈구로, 강력한 세포 파괴 성향을 가지고 있기 때문에 일반적으로 조직 내로 쉽게 유입되지 않고 혈액에서 항시 대기 중인 전문 살인자입니다.

호중구가 일단 감염 부위로 호출되면 혈액으로 들어가 외부 이물질 파괴를 직접 시작하며, 사이토카인을 생성하여 다른 면역세포들에게 적들이 왔음을 경고합니다. 또한 활성화된 호중구는 감염 부위로 혈류량 증가를 촉진하는 화학물질을 분비합니다.

호산구

대부분의 감염체들은 대식세포나 호중구의 크기와 비교할 때 매우 크기가 작으며, 이러한 병원체의 식균작용은 대식세포나 호중구로서 대응하는 것이 합리적인 전략이라 할 수 있습니다. 그러나 면역체계의 식균세포보다 병원체가 더 크다면 이러한 거대한 병원체는 호중구의 사촌이 되는 호산구가 나서서 제거하게 됩니다.

대부분의 기생충은 호산구의 이러한 수용체와 결합을 일으키고, 호산구는 기생충의 세포막에 손상을 줄 수 있는 주요 기본 단백질이나 양이온 단백질을 분비하여 세포 외 공격을 합니다.

보체기전

엄청나게 많은 미생물들은 계속 돌연변이를 거치면서 새로운 종이 만들어져 우리의 면역 방어 체계를 교란합니다.

만약 식균세포가 병원체 미생물을 제거하는 장소로서의 기능을 하지 못하거나, 미생물을 인식하여 잘 부착시키지 못하거나, 균을 죽이도록 하는 막 활성에 의한 반응이 일어나지 않는다면 강력한 식균작용을 할 수 없습니다.

우리 몸은 이러한 여러 문제들을 오랜 진화 과정을 거치면서 보체시스템을 개발해왔습니다. 보체계는 약 20개 정도의 혈장 난백질들의 그룹으로, 주로 간에서 생성되어 혈액과 조직에 높은 농도로 분포되어 있습니다. 많은 보체 인자들은 단백질 분해효소로 작용하여 처음에는 비활성화된 형태로 존재하다가, 병원체가 인식되면 박테리아 세포 표면에 보체가 결합하면서 활성화된 형태로 바뀌고 박테리아들을 직접적으로 용해시킵니다.

또한 보체의 활성 과정에서 추가적으로 생성되는 특정 보체의 일부분은 혈관의 투과성을 증가시켜 대식세포나 백혈구 같은 다른 식균세포들을 박테리아가 존재하는 곳으로 집결할 수 있도록 돕습니다.

보체의 활성은 혈액응고, 섬유소 분해 등과 함께 혈장 내에서 발견되는 효소 작용기전 중의 하나로, 보체계는 여러 효소의 활성이 사슬처럼 연쇄적으로 일어나 매우 빠르게 증폭되는 성질을 가지고 미생물의 막을 공격해 세포들을 용해시키지만, 외부 병원체가 아닌 우리 몸에 존재하는 세포막에는 영향을 주지 않습니다.

자연 살해 세포

지금까지는 세포 외 틈에 존재하는 감염 물질들에 대응하는 면역에 대해 살펴보았습니다만, 감염 물질이 이미 우리 세포 속으로 들어와 식균 작용으로 사라지지 않으면 자연 살해 세포라는 또 다른 면역세포가 감염체에 대항합니다. 자연 살해 세포는 우리의 세포를 감시하여 숙주세포 밖에 표현된 비정상적인 단백질의 패턴을 인지할 수 있는 능력을 가지고 있습니다. 또한 돌연변이가 발생한 세포나 종양이 형성되어 악성종양으로 발전하는 세포를 인지하여 죽일 수도 있습니다.

항원 제시 세포

선천 면역반응은 면역반응이 일어나도록 하는 매우 중요한 역할을 맡아 계속적인 감염에 완벽하게 대응할 수 있게 합니다. 항원 제시 세포는 이 과정에서 적응 면역반응에 관련된 세포들의 도움을 받아, 감염된 물질로부터 나온 특정 항원의 발현을 통해 세포 내 감염 위험성을 알려줍니다. 즉, 선천 면역과 적응 면역반응을 연결하는 세포입니다. 수지상세포가 대표적인 항원 제시 세포입니다.

세균은 매 20~60분마다 분열합니다. 이때 핵산의 복제는 면역 시스템이 인지하는 구조에 돌연변이의 기회를 제공하며, 바이러스와 기생충 또한 돌연변이의 방법으로 항원을 끊임없이 변화시키면서 선천 면역방어 시스템으로부터 피할 수 있는 전략을 발전시킵니다. 따라서 우리 몸은 이러한 변화에 대응하기 위하여 마음대로 사용할 수 있는 방어 메커니즘이 필요합니다.

선천 면역반응(후천적 면역 체계)은 많은 바이러스를 제거할 수 있으므로 병원균에 대한 방어에서 중요하지만 특정 항원에 대한 미세조정이 없어서, 재차 감염되더라도 반응성이 향상되지는 않습니다. 따라서 적응 면역 체계는 바이러스로부터 우리를 보호하기 위하여 고도로 전문화된 세포가 침입한 병원균을 제거하고 예방하는 과정이 됩니다. 과거에 침투했던 특정 병원체를 인식하고 기억하여, 또다시 동일한 병원균이 침범했을 때 면역력이 생성되어 곧바로 공격을 할 수 있는 능력을 제공하여 미래 병원균 침범에 스스로 대비합니다.

적응 면역 체계에 관련된 주요 세포는 B세포(B림프구)와 T세포(T림프구)로서 모두 골수 내에 위치한 줄기세포로부터 파생된 혈액세포의 백혈구 가족의 일원입니다.

항원과 항체

항원은 면역 체계에 의해 인지되는 구조를 일컫는 것으로, 단백질, 탄수화물, 지질, 핵산, 합텐과 같은 작은 화학물질들 등 사실상 거의 모든 물질이 항원이 될 수 있습니다. 미생물, 기생충과 같이 큰 감염성 생명체, 음식처럼 섭취된 물질, 꽃가루와 같이 흡입한 물질, 이식된 기관 및 조직, 심지어 우리 몸의 일부분도 항원이 될 수 있습니다. 따라서 항원은 면역 체계가 항체를 생성하도록 자극하는 모든 물질을 의미합니다.

항체는 거의 무한한 다양성을 가진 항원을 인지하는 공격수로, 병원균을 특이 요소로 인지하고 다양한 구성 요소의 면역반응을 불러올 수 있도록 하는 진화 과정의 산물입니다.

항체는 수많은 다른 항원을 인지할 수도 있으면서 면역반응의 여러 다른 구성 요소를 불러올 수 있는 특성도 지녀야 합니다.

B림프구

체액성 면역을 생성하기 위해 항체를 만들 수 있는 것은 B림프구가 유일합니다.

각 B세포는 오직 한 가지 특이성을 가지는 항체를 만들도록 프로그램 되어 있고, 이를 세포 표면에 막통과 단백질 형태로 발현하여 특정 항원에 대한 수용체로 작용합니다.

항체 결합이라는 작용만으로도 병원균이 활성화되지 않도록 하거나 독소를 무해하게 만들어버리기에 충분할 수 있지만, 항체분자의 또 다른 기능은 외부물질 제거를 유발하는 것입니다.

우리 몸은 수십만, 수백만 개의 다른 항체 분자를 만들어낼 수 있기 때문에 각기 다른 항체를 분비하는 림프구를 너무 많이 가지는 것은 몸 안의 수용공간으로 볼 때 불가능합니다. 이를 보완하기 위해 항원과 접촉하여 활성화된 림프구는, 연속적인 세포분열을 거쳐 부모 림프구와 같은 종류의 항체를 만들어내는 수많은 클론의 형질 세포를 형성합니다.

그렇게 새로이 형성되는 항체는 항원 노출의 결과이니, 이들 획득 면역반응이라고 합니다.

T림프구

T세포는 세포 내 미생물을 품고 있는 세포에 대해 작용하도록 특화된 세포입니다. T세포에는 세 가지 유형이 있는데 하나는 세포장애성 T세포로, 바이러스 감염 세포를 인식하고 죽일 수 있기 때문에 바이러스에 대한 강력한 무기가 됩니다. 다른 하나는 헬프 T세포로 다른 면역 체계에 큰 도움을 줄 수 있는 사이토카인을 분비하여 다른 면역세포의 활동을 지시합니다. 마지막으로 조절 T세포가 있습니다. 조절 T세포는 면역 기능 조절에 관여하여 자가 항원과 외부 항원 모두에 억제반응을 하여 자기면역을 조절하고, 자가면역 질환을 예방하는데 도움을 줍니다.

항원 특이성

약 200년 전 영국의 의학자 에드워드 제너(Edward Jenner)는 낙농장에서 젖을 짜는 여자가 천연두에 거의 걸리지 않는다는 사실을 관찰하고 우두 접종법을 발견했습니다. 사람에게는 유해하지 않은 소의 우두 바이러스를 고의로 노출시키면 친족관계인 천연두 바이러스에 대해 보호될 것이라 생각하고 소년에게 우두를 접종한 뒤, 이 소년이 나중에 천연두에 노출되었을 때 보호되는 것에서 착안했지요. 제너는 획득 면역반응의 특이성과 기억을 이용해 질병 원인균의 무해한 형태를 접종함으로써 현대 백신 접종의 초석을 마련한 인물입니다.

유산소운동의 효과와 부작용

적당한 강도의 규칙적인 운동은 그 자체가 인체의 항상성 유지에 자극을 주는 좋은 스트레스로, 각종 면역세포 수를 증가시킬 뿐 아니라 면역계의 기능 증진 효과도 높입니다.

대표적으로 영국 러프버러 대학교의 스포츠과학과 글레슨 M. 교수는 규칙적인 운동이 감염 위험을 18~67% 정도 감소시키고, 중강도 수준으로 20분~40분 정도의 걷기, 조깅, 사이클, 수영, 각종 스포츠 경기, 유산소 댄스 등의 유산소 활동을 꾸준히 하면 면역 체계에 이롭다는 사실을 밝혀낸 바 있습니다.

물론 심한 운동은 오히려 신체에 해를 끼치기도 합니다. 미국 애펄래치안 주립대학의 인간성능연구소 데이비드 니먼(David Nieman) 박사는 1994년 운동의 변화량과 상기도 감염의 위험 사이의 관계에 대한 J형 모델을 발표했습니다. J형 모델은 중강도 유산소운동이 여러 신체 감염 위험을 줄이지만, 과도한 또는 장시간의 운동은 오히려 감염 위험을 높이는 원인이 되기도 한다는 이론입니다.

중강도의 유산소운동은 자연 살해 세포, 백혈구, 항체의 혈액 수치를 증가시키므로 서천적 면역 체계아 ㅎ천적 면역 세계 노누에 긍정적인 활성화 반응을 가져옵니다. 이는 병원균에 대한 면역 기능을 향상시켜 감염의 위험으로부터 우리 몸을 보호하는 능력을 강화하게 됩니다. 다만 이러한 효과는 일시적이고 면역 체계는 3시간이 지나면 운동 전 수준으로 되돌아갑니다.

규칙적인 운동을 하는 사람들은 정신적 스트레스를 적게 받고 좋은 영양 상태와 건강한 라이프스타일을 유지하기가 수월해져(예를 들면 적절한 수면) 추가 이익을 얻을 수 있습니다.

하지만 무리한 유산소운동은 역효과를 내기도 합니다. 집중적인 지구력 훈련에 참여하는 선수들이 앉아서 생활하는 사람 또는 중강도 운동을 하는 사람에 비해 높은 상기도 감염의 발생으로 고생한다는 사실을 대다수 연구가 증명하고 있습니다.

고강도 장시간의 운동은 코티졸과 같은 스트레스호르몬의 면역 억제 효과를 가져와 면역 체계 기능을 저하한다고 보고되고 있으며, 높은 코티졸 수치는 특정 사이토카인 및 살해 세포 기능을 억제하며 T세포의 생성과 기능을 저해합니다.

규칙적 유산소운동이 분명 감기로부터 우리 신체를 보호하긴 하지만, 저항성운동은 자연 살해 세포의 일시적 증가만 가져올 뿐이라는 연구 결과도 있습니다.

규칙적인 운동을 하는 사람의 경우, 만약 감기에 걸리면 그동안 운동을 해야 할지 말아야 할지 망설이게 됩니다. 운동이 병을 악화시킬지 상태를 호전시킬지 모르기 때문입니다. 일반적으로 감기에 걸렸을 때의 증상이 목 위쪽에 있다면, 즉 감기 증상이 콧물, 코 막힘, 가벼운 인후염 등일 때에는 운동을 해도 무방합니다.

물론 운동 강도를 평소보다 줄여야 하고 장시간 운동을 피하며, 신체 활동으로 인해 감기 증상이 더 나빠진다면 운동을 중단하고 쉬면서 신체의 컨디션 회복을 기다려야 합니다.

운동을 하면 안 되는 몇 가지 증상은 따로 있습니다. 감기 증상이 목 아래쪽 즉, 가슴 체증, 기침, 복통 등일 때에는 운동을 미루어야 하며, 또한 열이 있을 때나 일반적인 피로, 광범위한 근육통이 있을 때에도 운동을 하지 말아야 합니다.

물론 이러한 증상이 사라지면 운동을 재개해도 좋습니다.

04

머리를 좋게 만드는 운동

두뇌 건강을 유지하는 것은 매우 중요한 목표입니다. 읽기나 쓰기 등의 정신적 자극 운동은 모두 중추신경계의 건강을 증진하는 효과적인 방법입니다. 더불어 인생 후반기 운동 역시 두뇌의 기능을 향상시킨다는 연구 결과도 속속 발표되고 있습니다.

또 나이가 들면서 뇌의 기능 변화가 일어나 피질 전반에 걸쳐 뇌 혈류량과 산소량이 감소하며 신경전달 물질도 감소하는 것은 물론, 뇌에 구조 변화도 일어나 뇌 무게와 부피, 밀도와 대뇌피질 두께까지 줄어든다고 합니다. 그러나 규칙적인 유산소운동은 뇌성장 인지 신호를 늘려 학습능력 및 기억력을 향상시키고, 신경 발생을 자극해 새로운 신경원을 형성하는 효과를 가져옵니다. 뇌혈관 기능과 혈류 향상, 우울증과 같은 생리적 기전 감소, 염증이나 고혈압 및 인슐린 저항성 등을 포함한 인지적 감소에 대한 말초적 위험 요소 감소 등은 운동이 뇌에 미치는 영향입니다.

　미국 캘리포니아 주립대학의 코트만 박사(Cotman CW)와 그의 연구팀은 운동이 노인의 학습 능력, 기억력을 향상시키는 것은 물론, 우울 감소와 두뇌 질병인 알츠하이머병이나 뇌졸중과 같은 두뇌 손상으로부터 두뇌를 보호하므로, 운동은 신체적 건강만 증진시키는 것이 아니라 삶 전반에서 퇴행성 뇌질환 예방과 인지 기능 향상 등 뇌건강 증진에도 한몫을 한다는 사실을 밝혀냈습니다.

　영국 정신건강재단의 2005년 발표도 운동과 뇌건강의 관계를 입증합니다. 평생 활동적으로 산 사람이 나이가 들어서도 정신기능 손상이 적다는 것인데, 실제 운동을 열심히 한 집단이 기억력, 지능, 인지력 손상 측면에서 그렇지 않은 통제군보다 20% 더 낮은 수치를 보였습니다. 격렬한 운동이 아니더라도 주당 12시간 걷기, 주당 4시간 달리기, 주당 1시간 걷기처럼 최소 주당 90분 내외의 규칙적인 운동만으로도 상당한 효과를 볼 수 있었던 것이지요.

치매도 운동하면 나아질까

치매는 뇌의 신경세포가 손상되어 장애가 생기는 대표적인 신경계 질환입니다. 발병하여 어느 단계에서 멈추는 아니라 계속 진행되기 때문에, 나중에는 균형 감각까지 쇠퇴하는 결과로 이어집니다. 일상적인 일 수행, 시간 및 공간 파악 능력, 언어와 의사소통 기술, 추상적 사고능력 등에서 돌이킬 수 없는 감퇴 현상이 일어납니다. 게다가 성격마저 바뀌며 판단력 손상 증세를 보이는 경우도 허다합니다.

증상은 치매지만 원인에 따라 치매도 여러 종류가 있습니다. 대표적인 것이 알츠하이머병이고 또 다른 하나는 뇌졸중 등의 합병증으로 나타나는 혈관성 치매입니다.

알츠하이머병

노인성 치매라고 하며, 치매의 약 50%를 차지합니다. 원인 치료가 불가능한데다 기억, 사고 및 행동에 장애를 초래해 나이가 들면 많은 이들이 염려하는 질병이기도 합니다. 병의 원인은 뇌에 있는 β-아밀로이드 펩타이드가 너무 많이 만들어지거나 적게 분해되어 아밀로이드가 뭉치기 때문입니다. 아밀로이드가 뭉치면 플라그가 형성되고 이것이 뇌신경을 손상해 치매 증상이 나타납니다. 또한 타우 단백질에 돌연변이가 생겨 서로 엉켜 치매 증상이 나타나기도 합니다.

두부 외상은 혈관뇌장벽의 투과력을 증가시켜 독소나 바이러스에 대한 방어력 저하를 일으키고, 따라서 신경세포가 상당히 손상되어 알츠하이머형 치매를 일으킬 가능성이 높습니다. 그 외 가족력, 흡연과도 관계가 있습니다.

혈관성 치매

전체 치매 환자의 약 20%를 차지하며, 고혈압, 당뇨, 심장질환, 동맥경화 등 뇌졸중 위험 인자를 보유하고 있는 환자들은 뇌경색과 뇌출혈 등으로 인해 대뇌 기능이 저하되어 치매로 발전할 수 있습니다.

기타

두부 외상 후 치매, 알콜성 치매, 우울증으로 오는 가성 치매 등이 있습니다.

치매 환자의 운동 효과와 영양 관리

신체 활동은 뇌기능을 보존하여 혈액 순환과 산소 전달을 개선하고, 뇌 조직 중 기억 능력을 담당하는 해마의 손실을 억제하기도 합니다.

미국 사우스캐롤라이나 대학교의 베이커 박사는 섬유모세포 성장인자를 유도해 노인들의 인지 기능을 향상시키는 연구를 진행, 긍정적인 결과를 얻어냈습니다. 프랑스의 롤랜드 교수팀은 7주간의 규칙적인 신체 활동이 치매환자의 체중 손실을 막고 낙상 위험, 신체와 정신적 증상, 인지 기능과 영양 상태를 개선한다는 연구 결과를 발표하기도 했습니다.

치매에 미치는 운동 효과

- 스트레스와 우울, 불안 감소
- 근력 향상으로 낙상 예방
- 수면의 질 향상
- 변비 증상 완화
- 움직임 능력 향상
- 기억 능력 향상
- 정신 능력 저하와 관련된 질병 감소
- 사회적 기술과 소통능력 향상
- 치매 관련 행동 감소

치매 예방 및 증상 개선을 위한 운동

치매 예방 및 증상 개선 운동의 종류로는 스트레칭, 근력운동, 심폐 지구력 운동 등을 들 수 있으며 운동 방법은 다음과 같습니다.

치매 예방 및 증상 개선을 위한 운동			
종류	스트레칭	근력운동	심폐 지구력 운동
운동 내용	동적, 정적 스트레스	밴드	걷기, 수영하기 고정 자전거 타기
운동 시간	10~20초	10~20회	20~30분
세트	3 세트	3 세트	–
빈도	최소 3회	최소 3회	최소 3회
효과	관절 가동 범위 유지 및 향상	근력 회복	심폐 지구력 유지 및 향상

치매와 영양 관리

다양한 요인으로 뇌기능은 달라질 수 있습니다. 그렇게 영향을 미치는 요소 중 하나가 바로 영양 상태입니다. 치매를 예방할 수 있는 영양소로는 과일, 채소류와 함께 비타민 E, C, 엽산, 알파 리포산, 코엔자임 Q10, 은행잎 추출물 등이 중요한 역할을 하는 것으로 알려져 있습니다. 또한 우울 ,망각, 흥분 등의 증상은 식품 섭취에 부정적인 요소이므로, 식사 시간, 식사량 등 적절한 영양 관리가 매우 중요합니다.

🏊 우울증 개선을 위한 운동

우울증은 스트레스에서 출발하여 불안 단계를 거쳐 우울증까지 이르게 됩니다. 심하면 자살을 시도하는 경우도 발생하는데, 임상적으로는 심한 우울증 환자의 15%가 자살한다고 합니다. 자존감 상실, 심리적 충격, 극심한 스트레스는 중추신경계에 과도한 자극을 가져와 조절 기능을 상실하여 우울증으로 발전합니다.

우울증에 걸리면 삶에 대한 흥미를 잃고 무기력해지며, 급격한 체중 감소 또는 증가, 불면증 또는 과수면, 집중력과 인지 기능 저하, 정상적인 학업이나 업무가 불가능한 심리 상태 등이 나타날 수 있습니다. 우울증 환자는 극심한 피로감을 호소하기도 하고, 심하면 대인관계를 기피하고 자살 충동으로 이어지기도 합니다.

운동은 우울증 증상을 완화하고 개선하는 데도 큰 효과를 보입니다. 우선 운동에 의해 골격근이 발달하고 피하지방이 감소하면 자기 개념이 변화합니다. 신체적 자신감은 자기 존중감을 높이고 결과적으로 정신건강 증진과 긍정적 효과로 이어집니다.

규칙적인 운동은 수면 상태 개선을 위해서도 필요합니다. 실제 연구 결과 등을 보면 운동을 통해 수면 시간이 늘어나는 것은 물론 숙면을 취하는 데에도 큰 도움이 된다고 합니다. 이러한 운동 효과는 1980년대부터 연구되기 시작했으며, 이제는 '우울증에는 운동이 최고'라는 인식이 보편화되었습니다. 규칙적인 운동, 적절한 식생활, 충분한 수면 등 건강한 생활 방식이 신경세포 생성을 통해 우울증을 예방하는 효과를 가져온다는 의견이 많습니다. 또한 운동의 항 우울 효과는 운동 기간 후에도 지속되는 만큼, 우울증 예방 및 증상 개선을 위해 운동만큼 좋은 것도 없습니다.

우울증 예방을 위해 운동을 하고자 한다면 치매 운동 프로그램을 참고하면 됩니다. 운동을 규칙적으로 장기간 실천하는 것이 무엇보다 중요하며, 웨이트트레이닝과 유산소운동 모두 우울증 개선에 효과가 있으므로, 어떤 것을 택하더라도 큰 차이는 없습니다. 하버드 대학 동창생 추적 연구에서는 운동량과 우울증 개선 효과는 비례하며, 주당 3시간 이상 2,500Kcal를 소모하는 운동을 하면 그 이하보다 우울증 개선 효과가 더 높았다고 합니다. 구체적인 운동 프로그램이나 운동 가이드라인은 치매 운동 부분을 참고하십시오.

05

이런 곳, 이런 때 운동해도 괜찮을까?

노인을 위한 운동 강의를 진행하다 보면 미세먼지가 많거나 날씨가 추운 날에도 운동을 거르지 않고 해야 하냐는 질문을 종종 받곤 합니다.

주변 환경에 따라 운동을 할지말지 결정하는 일은 의외로 고민 거리입니다. 괜히 무리해서 운동을 했다가 오히려 건강에 안 좋은 영향만 미치는 것은 아닌지 걱정이 되는 것도 사실입니다. 그밖에 도 수중에서 체조를 하는 운동 프로그램도 있고, 지나친 고온 현상 이 오래 지속되는 경우에도 운동 강도나 건강관리를 어떻게 할지 궁금해하는 분들이 많습니다. 그래서 필요한 것이 특수 환경 속에 서의 신체 변화와 대처 요령입니다.

✈ 고지대에서의 운동

대기압은 지구상 어느 장소에서든 그 지점에서의 공기 무게로 직접 측정하게 되므로, 해수면에서의 공기가 가장 무겁고 고지대로 오를 수록 대기 압력은 감소하고 공기의 밀도는 낮아집니다. 따라서 단위 부피의 대기 중 기체 분자 수가 줄어듭니다. 쉽게 말하면 일반 평지보다 호흡하기가 어렵다는 말입니다.

기도로 유입되는 산소의 분압은 대기 압력에 좌우되며 흡입하는 공기 속에 포함된 산소 농도에 의존하므로, 대기 압력이 감소하거나, 대기에 포함된 산소 농도가 감소하거나, 또는 두 요인이 모두 감소하는 경우 호흡을 통해 유입되는 산소 압력이 감소합니다. 그러면 결국 감소된 수치는 조직까지 이동하는 동안 더욱 떨어지고 인체 조직들이 산소 공급을 충분히 받지 못하게 됩니다.

고지대에서의 호흡 기능

인체 조직이 적정한 수준의 산소를 공급받지 못하게 되면 우리 몸은 저산소증을 감지하고 폐환기량을 증가시킵니다.

고지대로 오를수록 대기 1L당 산소의 분자수가 줄어들고 만약 해수면에서와 동일한 양의 산소를 소비하려면 환기량을 더욱 늘려야 하는데, 해수면에서와 같은 양의 산소를 섭취하려면 환기량이 두 배가 되어야 하며 실제 고지대로 올라갈수록 동일한 운동 강도에서의 환기량은 더 증가, 6,400m 고지에서는 무려 180L/min에 이른다고 합니다.

고지대에서의 심혈관 기능

대기 중의 산소, 이산화탄소, 질소의 함량 비율은 해수면과 다르지 않기 때문에, 각 기체 분압은 어느 장소에서도 일정하게 됩니다. 기압이 감소함에 따라 호흡하는 공기의 산소 분압이 감소하면 허파꽈리의 산소 분압이 동시에 감소하고, 허파꽈리에서 동맥 혈액으로 확산되는 산소량이 줄어듦에 따라 헤모글로빈과 결합하는 산소의 분자 수가 줄어듭니다.

해수면에서는 동맥혈의 산소 포화도가 96~98% 수준이지만 한라산은 95%, 백두산은 92%, 4,000m 고지대에서는 82%, 8,848m의 에베레스트 산은 불과 48%에 불과하다고 합니다.

최대 산소 섭취량은 심박출량과 동정맥 산소차에 따라 결정되고, 심박출량은 1회 박출량과 심박수에 따라 결정되는데, 연구에 의하면 심박수와 1회 박출량은 고지에서도 큰 차이가 없습니다. 결국 고지대에서의 최대 산소 섭취량 감소는 동정맥의 산소차가 변화하기 때문입니다. 고지대에서 일어나는 산소 분압의 감소에 따라 동맥혈의 산소가 감소한 결과로 볼 수 있습니다.

결국 헤모글로빈의 산소 포화도 저하가 고지대에서의 최대 산소 섭취량 감소의 원인이라고 하겠습니다.

고지대에서 나타나는 신체 변화

수분 손실

고지대에서 즉각적으로 나타나기 시작하는 대표적인 신체 변화가 수분 손실입니다. 먼저 환기량 증가에 따라 수분 손실이 발생하고, 또한 체수분 보존 기능을 수행하는 항이뇨호르몬의 분비 억제로 소변 방출이 증가하여 체수분 손실이 추가로 발생합니다. 약 2,500~4,300m 정도의 고도에서는 하루에 약 850~1,900mL의 수분이 호흡기를 통해, 500mL 이상의 수분이 소변을 통해 손실되는 것으로 나타나고 있습니다.

수면 장애

고지에서 거의 모든 사람들이 경험하는 현상으로, 자는 동안 자주 깨거나 수면 중 호흡이 자연스럽지 않고 힘들어집니다.

급성 고산병

고지에 노출되면서 나타나는 현상으로 두통, 메스꺼움, 구토, 식욕부진, 소화불량, 허약 등을 동반합니다. 보통 5,000m가 넘는 고지에서 발생하는 것으로 알려져 있지만 4,200m까지 빨리 오르면 거의 모든 사람들이 경험하며, 초기에 발생하여 24~48시간 동안 최대 강도로 나타나 고지적응 3일 이후 서서히 사라집니다. 사람에 따라 민감도가 크게 다르게 나타나는 특징이 있습니다.

체온조절

고지대에서는 산소 분압이 낮을 뿐만 아니라 기온과 습도도 낮아
체온조절에도 어려움을 겪게 됩니다.

고지대에서 운동을 하면

단시간의 고강도 무산소운동은 산소 분압 차이에 의한 영향을 받지
않습니다. 예컨대, 멀리뛰기는 오히려 고지대의 낮은 공기저항 덕
분에 기록이 좋아질 수 있습니다. 그러나 현실적으로 고지대에서의
문제점은 최대 산소 섭취량 감소로 인한 호흡 곤란으로, 유산소운
동 능력은 감소하게 됩니다.

고지대에서의 유산소운동 능력은 최대 산소 섭취량 감소와 더불
어 줄어들기 때문에 해수면에서 수행하던 운동 강도를 고지대에서
적용하기란 매우 어렵습니다. 이는 운동의 효율성을 떨어뜨리기도
하므로 운동 강도는 절대적으로 낮추어야 합니다.

또한 환기량이 높아지면서 해당 작용에 추가적인 자극이 제공되
고, 혈중 젖산이 증가하여 횡경막 등의 호흡근들이 피로해져 운동
능력을 제한하게 됩니다.

일반적으로 다양한 높이의 고지에 노출된 뒤 약 2~28%의 유산
소운동 능력이 감소하고, 이 상대가 며칠간 계속되며 약 10일 이상

이 지나면 약간의 향상을 보이기도 한다고 합니다.

그러나 약 4,000m까지 공기 밀도와 저항이 감소함에 따라, 최대 산소 섭취량 감소를 상쇄할 수 있는 경우 경기 기록이 향상되기도 합니다.

🏊 수중에서의 운동

지상에서의 운동과는 달리 수중에서 운동을 하면 전혀 다른 물리적 환경에 접하게 되므로, 수중 환경의 특성과 이에 따른 인체의 생리적 반응을 이해하고 수중 운동 중에 초래될 수 있는 위험과 사고에 대비해야 합니다.

수중에서의 열균형(열중립 온도)

물의 열전도율은 공기의 약 25배로, 물이 열을 이동시키는 속도는 공기보다 25배나 빠릅니다.

체온이 일정하게 유지될 수 있는 환경의 온도를 열중립 온도라 하며, 수중의 임계수온은 체구, 내분비 활동, 연령, 인종 등에 따라 달리 나타나지만 대부분 30~34℃에서 설정됩니다. 그래서 이보다 찬 물에서는 체온이 빠르게 감소하며, 얼음같이 찬 물에서의 체온 감소율은 6℃/hr라고 합니다.

인체는 대기 중에서는 영하에도 운동을 통해 심부 온도를 유지할 수 있으므로 비록 찬물이라 할지라도 운동을 하면 체온을 유지할 수 있으리라 생각하지만, 운동으로 생산되는 열보다는 찬물로 인한 열손실이 많기 때문에 임계수온 이하에서의 운동은 결과적으로 체온 감소로 이어집니다.

한편, 더운물에서의 운동은 대사율이 증가되어 체온 상승이 유발, 다시 땀이 배출되고, 방뇨로 인하여 체수분이 감소하며 말초혈류 확장, 심박수 증가, 혈장량 감소, 말초 저항 감소를 유발해 운동 능력을 현저히 감소시킬 수 있습니다.

수중에서의 운동 능력은 물의 부력과 물의 흐름과 저항, 물의 밀도 등의 다양한 요인이 동시에 작용합니다. 물의 밀도는 공기에 비해 약 800배나 높으며 그런 만큼 저항도 동반되므로, 물속에서는 체중과는 무관한 에너지 요구량이 발생합니다. 또한 속도에 기하급수적으로 비례하여 에너지 요구량은 많아집니다.

수중에서의 최대 심박출량, 최대 심박수, 최대 혈류량, 산소 운반 능력, 무산소 능력은 대기 중인 경우에 비해 약 15% 감소하는 것으로 보입니다.

수압 증가와 공기 부피 감소

지상에서 받는 1기압은 수심이 10m 증가할 때마다 1기압씩 증가, 수심 30m가 되면 1기압의 대기압과 3기압의 수압을 합하여 총 4기압의 압력을 받게 됩니다.

또한 공기 부피는 압력에 반비례하므로, 지상에서의 6L 공기는 수심 10m에서는 3L, 20m에서는 2L로 그 부피가 줄어듭니다. 따라서 우리 몸속의 기도, 폐, 중이 등과 같이 공기가 차 있는 공간들의 공기도 잠수 깊이에 따라 부피가 달라집니다.

공기색전

반대로 수중에서 호흡한 공기는 수면으로 올라올 때 압력 감소로 인해 급격히 팽창되므로, 수면으로 이동하는 동안 정상으로 호흡을 한다면 팽창된 공기가 빠져나갈 수 있으나, 수심 깊은 곳에서 심호흡을 하고 수면으로 올라오면서 공기를 충분히 내뱉지 않으면 공기가 팽창되면서 폐포에 손상이 올 수 있습니다.

일반적으로 수중 운동 초보자들이 수중에서 어떤 위험을 감지하고 당황한 나머지 호흡을 정지한 채 수면 위로 올라오는 경우 이런 현상이 일어납니다.

공기색전이란 이 같은 현상에 의해 폐조직, 모세혈관, 정맥혈관 등이 손상을 입어, 이로 인해 공기방울이 혈관 내로 유입되어 혈류를 차단해 의식이 흐려지거나 나른해지고 시력이 희미해지는 등의 증상이 나타나는 현상입니다. 심한 경우 생명에 위협을 받을 수도 있습니다.

감압 증상

수심 20m지점에서의 질소 분압은 지상보다 3배에 이르고 혈액과 조직에 용해되는 질소량도 3배로 증가하는데, 질소가 조직 속으로 확산되는 속도가 빠르지 않으므로 질소량은 잠수 깊이보다는 잠수 시간의 영향을 더 많이 받게 됩니다.

개인에 따라 다르지만 수심 30~40m의 지점에서 한 시간 이상 지나면 가벼운 증세를 느끼기 시작하는 것이 보통으로, 조직 내에 질소량이 많아지면 육체적으로나 정신적으로 몽롱한 상태에 빠져 중추신경계에 마취 증상이 일어나게 됩니다.

따라서 일반인으로서는 수심 30~40m 이내에서 1회 수중 시간은 30분을 초과하지 않도록 해야 할 것이며, 만약 질소 마취 증상이 느껴지면 곧바로 낮은 곳이나 지상으로 올라와 회복 시간을 갖도록 해야 합니다.

한편 깊은 물속에 장시간 있다가 빠른 속도로 수면 위에 올라오면 체액에 녹아 있던 질소가 빠져나올 때 체액이나 조직 내에 공기 방울이 형성되어 감압증이 생깁니다. 감압증은 기포가 형성된 후 4~6시간 이내에 관절, 건, 인대 등에 나타나는 것이 보통이며 빠를 때는 수분 이내에 마비 증세를 나타내기도 합니다.

따라서 이러한 증상을 예방하려면 잠수 깊이와 잠수 시간에 대한 기준을 반드시 준수해야 하며, 분당 60피트를 초과하지 않는 속도로 상승 이동해야 합니다.

🏊 고온 환경에서의 운동

고온에서 운동할 때, 인체는 에너지를 생산 활동근에 제공하는 본래 역할 외에 높은 대사열을 심부에서 표피층으로 운반합니다. 증발에 의한 열손실을 효과적으로 수행하기 위해 발한량을 증가시키는데, 이러한 상태가 오래 지속되면 과다하게 체액 손실이 유발되며, 결과적으로 혈장량 감소로 인한 순환 기능 저하로 이어집니다.

고온에서 운동하는 동안에는 정상체온을 유지하기 위해 혈액은 근육과 피부로 배분되어 가야 하고 혈액량은 제한되어 있으므로, 근육에 가는 혈액량이 줄어들면서 더 많은 근육 글리코겐을 사용, 더 많은 젖산이 생성되어 결국 피로와 탈진의 원인이 됩니다.

운동 중 만들어지는 땀은 땀샘관을 통과하고, 가벼운 발한 상태에서는 땀에 있는 나트륨과 염화물이 서서히 주변 조직으로 재흡수되면서 혈액 속으로 되돌아갑니다. 그렇게 피부에 도달한 땀에서 무기질 함량은 아주 적지만, 땀 분비가 증가하는 강한 운동을 할 경우에는 재흡수될 시간이 줄어들어 무기질 함유량이 상당히 높아질 수 있습니다.

운동 능력의 감소

탈수가 진행되면서 혈장량과 발한량도 점차 감소하여, 체온조절이 어려워지고 인체 기능은 물론 운동 능력이 현저히 저하됩니다.

체액 손실은 덥고 습한 환경에서 운동할 때 더욱 심하게 나타나는데, 높은 습도에서는 땀이 증발되기가 어려워 체온이 상승하고, 이로 인해 축적되는 체열을 발산하기 위해 발한량이 계속 증가하기 때문입니다.

체중의 4~5% 정도 체액 손실이 일어나면 물론이고, 심지어 1.9% 체액 손실 상태에서도 최대 산소 섭취량이 22% 정도 감소하고 지구력이 10% 정도 감소한다고 합니다.

열 관련 장애

외적인 열 스트레스와 대사열의 발산 불능 상태가 겹쳐지면 열경련, 열탈진, 열사병과 같은 열 관련 손상을 초래할 수 있습니다. 열경련은 가장 가벼운 손상으로, 운동 중 가장 심하게 사용된 근육에서 제일 먼저 발생하는데, 과다한 발한 작용으로 수반되는 무기질 손실과 탈수 때문입니다. 이 경우에는 서늘한 곳으로 옮기고 생리식염수를 공급해야 합니다.

열 탈진은 체력이 약하거나 더위에 익숙하지 않은 사람들에게 흔히 발생하며, 체온조절 중에 피부까지 적절하게 분배될 혈액량이 불충분하기 때문에 열 발산을 제때에 할 수 없어 발생하는 듯합니다. 심박수 증가, 혈압 저하, 두통, 현기증 및 무력증 등의 증상을 보이는데, 의식이 없으면 생리식염수의 정맥 주입을 권장하며, 의식이 있다면 소량의 소금이 포함된 음료를 섭취하도록 하는 편이 좋습니다.

열사병은 생명을 위협하는 열손상으로, 지나친 체온 상승에 의해 체온조절 기전이 작동하지 못하는 상태입니다. 땀이 멎고 피부가 건조해지며 체온이 위험 수준을 초과하여(40℃ 이상) 순환계에 큰 부담을 주게 됩니다.

열사병이 발생하면 응급처치가 필요한데, 우선 구급차를 부르고 기다리는 동안 심부 온도를 낮추기 위해 차가운 물이나 얼음물에 몸을 담그거나 알코올이나 얼음주머니로 전신을 문지르면 효과적입니다. 또한 젖은 헝겊으로 몸을 감싼 다음 선풍기 바람으로 몸을 식히는 것도 좋은 방법입니다.

열 관련 장애를 예방하려면 무엇보다 운동 강도를 낮추어야 합니다. 습구 온도가 28℃ 이상이면 실외에서의 운동은 중지되어야 합니다. 복장은, 옷을 많이 입을수록 주변 환경과의 접촉이 감소되어 열교환을 가능하게 하는 인체 부위의 면적이 줄어듭니다. 체중 감소를 위해 고무 등으로 만든 땀복을 입고 운동하는 것은 매우 어리석은 행동으로, 옷으로 차단된 공간 내 온도와 습도가 열 발산을 막아 체온을 상승시키고 열사병을 초래할 수 있습니다. 과다한 의복 착용은 대사열 제거에 불필요한 부담을 주기 때문에 항상 간소한 복장을 하는 것이 중요합니다.

수분과 전해질 보충

땀 분비를 통한 인체의 체액 상실은 주로 수분에서 발생하고, 전해질 손실은 소량이므로 탈수와 체온 상승 예방은 충분한 양의 수분을 섭취함으로써 가능합니다. 식사를 통해 섭취하는 외의 추가 전해질 보충은 필요없고, 2.5kg 이하의 체액 손실에서는 식사 시 소량의 염분 섭취만으로도 쉽게 다시 보충될 수 있습니다.

다만 물에 소량의 전해질을 추가하면 소장에서의 수분 흡수를 촉진하고 혈장 나트륨 농도를 높게 유지시켜, 손실된 혈장량을 빨리 회복하고 갈증 욕구를 더 오래 지속시킬 수 있습니다.

고온 환경에서의 열 순응

반복되는 열 자극은 체온조절 기능에 적응을 일으켜 열내성을 증가시키는 열 순응 현상으로 이어집니다.

이러한 열 순응은 운동이 실시된 환경 조건이나 더위에 노출된 시간 및 운동 강도에 의해 좌우되며, 고온 환경에서 5~8일간 점증적 운동 훈련을 실시함으로서 효과적으로 달성될 수 있습니다.

첫날은 약 20분 정도 가벼운 운동을 한 뒤 20분 정도 휴식을 취하고, 그다음 날부터 운동 시간과 강도를 조금씩 높이고 복장도 가벼운 복장에서부터 한 단계씩 정식 복장으로 전환합니다. 일주일 정도 후부터는 정상 복장으로 최대 운동을 30분 정도 지속하고, 휴식은 10분 정도 취하고 물이나 이온음료를 충분히 섭취합니다.

🐟 저온 환경에서의 운동

저온 환경에서 운동을 할 때는 적절한 복장만 갖춰도 체온 유지가 가능합니다. 그래서 고온 환경 때와는 달리 겨울철은 체온저하를 방지하는 데 세심한 주의가 필요합니다.

호흡 기능

보통의 경우 차가운 공기를 들이마셔도 호흡계 조직이 손상을 입지 않는 까닭은, 차가운 공기가 기관지에 도착하면 이미 따뜻하게 변화했기 때문입니다. 심지어 흡입한 공기가 −25℃ 이하일 경우에도 공기가 약 5cm 정도 코를 통과하면 약 15℃ 까지 따뜻해져 목, 기관, 폐 등에 아무런 손상을 주지 않습니다. 그러나 운동 중 구강호흡은 기온이 영하 12℃ 이하이면 입안, 후두, 기관지까지 추위로 인하여 자극이 클 수 있으므로, 아주 추운 환경이라면 가능한 한 호흡의 속도와 양을 감소시키는 것이 바람직합니다.

운동 능력 감소

기온이 낮을 때 주의해야 할 것 중 하나가 운동 능력 감소입니다. 심부 온도가 낮아지면 심박수가 감소하여 최대 심박출량이 감소하고 혈액 온도도 떨어져 조직으로의 산소 운반을 방해합니다. 결과적으로 최대 산소 섭취량을 감소시키고 지구력 운동 수행 능력을 떨어뜨립니다.

　신경계는 정상적인 근섬유 동원 형태를 변경함으로써 근육 온도 저하에 반응합니다. 이 같은 근섬유 동원의 변화는 근육작용의 효율성을 낮추고, 근육 온도가 저하되면 근세포 내액의 점도가 증가되어 근수축에 대한 물리적 저항이 증가되며, 근세포 내의 에너지대사에 관여하는 효소 활성이 저해됩니다. 따라서 에너지 동원 능력을 감소시킬 뿐만 아니라 근육의 수축 속도와 파워가 감소됩니다.

　근육 온도가 35℃일 때에 실시하던 운동을 같은 속도와 같은 힘으로 25℃의 근육 온도에서 실시한다면 훨씬 더 빨리 피로해집니다. 따라서 느린 속도로 운동할 것인지 아니면 더 많은 에너지를 소비할 것인지를 선택해야 합니다.

저체온증

추위에 오랜 시간 노출되어 있으면 나타날 수 있는 위험 증상 중 저체온증이 있습니다. 일반적으로 세포 온도가 10℃ 변화할 때마다 대사 반응이 정상 수준의 절반으로 느려지는데, 체온이 34.5℃ 아래로 떨어지면 시상하부는 체온조절 능력을 상실합니다. 그리고 직장 온도가 약 29.5℃까지 떨어지면 조절 능력을 완전히 상실하여 졸음이 오고 혼수상태가 유발됩니다.

　0℃ 정도의 차가운 물속에 잠수한 뒤 직장 온도가 24~25.7℃로

떨어질 경우 사망하는 것으로 나타났으며, 치명적인 최저 체온의 한계는 보통 23~25℃ 사이라고 합니다.

　가벼운 저체온증은 추위를 막아주고 마른 옷과 따뜻한 음료수를 마시면 치료될 수 있으나, 저체온이 심각한 경우에는 심장부정맥 가능성을 차단하기 위해 환자를 천천히 따뜻하게 하고 의료진의 응급치료를 받게 해야 합니다.

동상

혈액순환과 대사성 열 생산 때문에 노출된 손가락, 코, 귀 등이 얼 수 있는 대기 온도는 풍속 냉각을 고려하면 마이너스 29℃라고 합니다.

　추위에 대한 반응으로 말초 혈관이 수축되면 체열 유지에는 도움이 되지만, 극한 추위에 노출되어 피부 온도가 빙점보다 낮게 내려갈 경우 혈액순환이 둔해져 산소와 영양소 공급이 부족해지고 노출된 피부는 얼기 시작합니다.

　초기 징후는 손가락과 발가락이 따끔거리거나 마비되고, 코와 귀가 타는 듯하며, 조기에 치료하지 않으면 조직 훼손이나 손상을 초래할 수 있고 조직 괴사 상태에까지 이를 수 있습니다. 동상에 걸린 부위는 다시 얼 위험이 없는 상태에서 녹을 때까지 그대로 두어야 합니다.

저온에서의 생리적 순응

장시간의 저온자극에 노출되면 추위에 대한 순응이 일어날 수 있으나, 고온 환경에서의 순응과는 달리 순응은 매우 제한적이고 실제 사례에 대한 정보도 한정되어 있습니다.

오랫동안 찬물에 잠수해야 하는 해녀의 경우 안정 시 대사율이 일반 여성들보다 25% 정도 높았으며, 극심한 추위에서 작업하는 어부들은 추위에 노출되는 동안 피부 혈류가 상당 수준 증가함으로써 노출된 피부의 온도가 상승되면서 피부 손상이 예방되었습니다. 이처럼 저온에서의 순응은 안정시 대사율 증가, 떨림 반응 감소, 피부 혈류 증가에 따른 추위 내성 증가 등으로 나타납니다.

오염된 공기 환경에서의 운동

대기오염은 심각한 환경문제 중 하나로, 특히 미세먼지는 사회적으로 큰 쟁점이 되고 있습니다. 이러한 환경에서 운동을 할 때 대기오염 물질들이 인체에 미치는 영향에 대한 지식은 필수입니다.

공기 오염 물질은 크게 일차 오염 물질과 이차 오염 물질로 구분되며, 일차 오염 물질은 가솔린을 사용하는 자동차나 공장에서 직접적으로 배출되는 물질로 그 성분이 거의 변하지 않습니다. 일산화탄소, 산화황, 산화질소, 매연이나 미세먼지 등의 분진이 여기에 속합니다. 이차 오염 물질은 대기 중에서 일차 오염 물질들의 상호 작용 또는 햇빛이나 습기와의 작용을 통하여 생성된 물질을 뜻하며, 오존, 에어로졸, 과산화아세틸질산염, 연무 등이 여기에 속합니다.

오염 물질의 유입을 제한하는 기능을 수행하는 호흡 경로로서, 코 속의 점막은 비교적 큰 미립자나 고농도 가스를 매우 효과적으로 제한하여 이산화황의 99%를 걸러낼 수 있습니다. 우리가 운동 중에 입으로 호흡하게 되면 코를 통하는 여과 과정을 생략하므로, 결과적으로는 보다 많은 오염 물질들이 폐로 들어가게 됩니다. 코를 통과한 작은 미립자나 저농두 가스는 페로 들이가 침착 노는 확산에 의해 폐조직의 표면과 접촉하고, 여기에서 점층막이나 백혈구에 의해 일부는 제거되며 일부는 혈류를 통해 몸을 순환합니다. 대기오염 물질은 기관지의 맥관 수축을 일으켜 기도 저항을 증가시키고, 폐포를 손상시키고 및 점액 분비량을 증가시켜 산소 및 이산화탄소의 확산 면적을 제한, 결국 산소 운반 능력의 감소를 초래합니다.

일산화탄소

일산화탄소는 무색, 무취, 무미의 기체로 도시에서 가장 일반적인 오염 물질입니다. 공장이나 담배, 가정의 열기구, 자동차의 불완전 연소에 의해 형성됩니다. 일산화탄소는 산소에 비해 혈액의 헤모글로빈과의 친화력이 상대적으로 높고, 이동하는 산소의 해리를 방해하여, 산소의 운반 능력을 제한합니다.

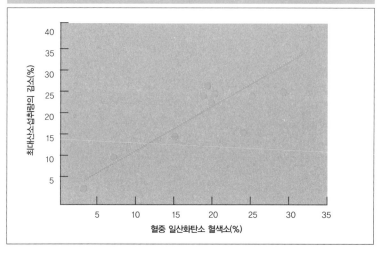

일산화탄소에 노출되면 허파의 확산 능력이 감소하고, 혈중 일산화탄소 혈색소(HbCO)가 증가하며 세포 수준에서 대사 과정 변화가 일어납니다. 일산화탄소의 호흡량과 비례하여 최대 유산소능력을 감소시키고 최대 산소 섭취량을 줄이는 결과로 이어집니다.

따라서 교통체증 때나 흡연에 의한 HbCO의 포화도가 5%이상임을 감안하면 일산화탄소에 노출되어 운동하는 것은 삼가야 합니다.

산화황

산화황은 화석연료가 연소할 때 발생하며 이산화황, 황산, 황산염이 여기에 속합니다.

이산화황은 매우 수용성이 강하며 기관지의 점막을 덮고 있는 물기에 용해되어 상기도에 상당한 불편을 끼칩니다. 기관지 수축 반사가 일어나고 기도 저항이 증가됩니다. 입을 통한 호흡보다는 코를 통한 호흡이 많은 양의 산화 유황 물질들을 기관지에 침착되기 전 걸러주어, 이러한 현상은 현저히 감소됩니다.

이산화황의 농도가 약 1.0~3.0ppm이 되면 생리 능력이 제한된다고 하고, 특히 천식 환자의 경우에는 0.2~0.3ppm 정도에서 최대하 운동 능력이 제한된다고 합니다. 이산화황은 일산화탄소와 마찬가지로 아침·저녁의 러시아워에 최대치를 나타내며, 특히 겨울철에 농도가 짙어지는 경향이 있습니다.

산화질소

산화질소는 질소와 산소의 결합으로 고온의 연소 과정에서 발생합니다. 자동차, 비행기, 담배, 화재 등에서 만들어지며, 특히 전체 발생량의 40%가 자동차로부터 나옵니다.

산화질소의 한 종류인 이산화질소가 200~400ppm의 고농도에 이르면 심각한 폐손상을 입거나 치사에 이르게 되지만, 일반적으로 대기 중의 이산화질소 농도가 그렇게 높지는 않으므로 우려할 수준은 아닙니다. 특히 기관지 질환자에게는 민감하게 반응하지만, 현재까지 이산화질소가 사람의 최대 운동 능력을 제한하는 수치에 대한 확고한 기준은 없다고 합니다.

미세 오염 물질(매연, 먼지, 연기)

화석연료의 불완전연소에 의해 만들어지거나 화산이나 황사와 같이 자연적으로 생성되기도 합니다. 옥내·외를 불문하고 운동을 할 때에는 항상 미세 오염 물질들을 직면하게 되는데, 이러한 미세먼지들은 기관지에 수축 반응을 일으키고, 하부 호흡 경로에 염증이나 울혈이나 궤양을 유발합니다. 따라서 가급적 입으로 하는 호흡을 줄이고, 고강도 운동이나 지속 시간이 긴 운동은 삼가는 편이 좋습니다.

오존

오존은 태양의 자외선 복사에너지가 탄화수소와 이산화질소와 반응해 대기에서 만든 이차 오염 물질로, 주로 여름 한낮에 가장 많이 생성되며 따라서 운동에 미치는 영향도 이때가 가장 높습니다. 대기 상층부에 존재하는 오존과는 달리 지상에 있는 고오존 농도는 건강을 해치는 위험요인으로, 상기도의 반사적 기도 수축을 유발해 폐기능을 감소시키고 불쾌감이 증가되어 호흡 기능이 떨어집니다.

　한낮의 햇빛 아래 0.3~0.45ppm의 오존 농도가 되면 폐기능 저하에 의한 호흡 곤란 증세가 나타나 운동 지속 시간에 제한을 받게 됩니다. 따라서 높은 오존 농도 환경에서의 강한 운동은 운동 능력 감소가 관찰되니 피하는 편이 낫습니다.

과산화아세틸질산염

과산화아세틸질산염은 산화질산염이나 질소 유기화합물로부터 대기 중에서 생성되는 이차 오염 물질로, 눈을 자극하거나 호흡 경로 자극에 의한 기도 수축 등 미세하게 폐기능을 제한합니다. 이 물질이 운동 능력 감소를 초래하지는 않지만, 주로 눈을 자극하여 시각 기능을 제한합니다.

오염 물질들의 상호작용

운동을 할 때에는 단일 오염 물질에만 노출되는 것이 아니라 여러 오염 물질들과 오염 물질들의 조합 물질 및 오염인자들의 산화 물질들에 노출되게 마련입니다. 이러한 여러 물질들은 서로 상호작용에 의한 효과를 나타냅니다.

어떤 물질들 간 상호작용은 전혀 운동 능력에 영향을 주지 못하기도 하고, 추가적인 효과를 내는 경우도 있으며, 시너지 효과를 내기도 합니다. 예를 들면, 차가운 공기와 대기오염 물질과 운동이 상호작용을 일으키면 호흡 경로가 더욱 심하게 자극을 받아 기도 수축 증상이 심해집니다. 일산화탄소는 석유연료의 불완전연소에 의해 발생되어 비교적 고도에 존재하는 오염 물질로 HbCO를 형성, 폐에서 조직으로의 산소 운반을 제한합니다. 특히 고지대에서 운동할 때 고도에 의한 저산소증을 더욱 악화하고 운동 능력과 운동 성과를 현저히 저하시킵니다.

06

운동과 위험 관리

운동은 기본적으로 신체에 자극을 가하는 작업으로, 운동 중에는 항상 위험한 상황에 노출될 가능성이 있습니다.

운동에 의한 반복 동작이나 스트레스는 근육이나 인대 등에 손상을 가져올 수 있으며, 운동 강도의 과도한 증가 또한 이전에 가지고 있는 신체 조건이나 질환과 더불어 상황을 악화할 수 있습니다.

운동을 하는 환경적 요인도 위험 요소를 더할 수 있습니다. 운동을 하는 동안 우리는 이러한 위험 요인이 발생하는 응급 상황에 대처할 최소한의 응급조치법을 숙지하고 있어야 안심하고 운동에 임할 수 있으며, 만일의 경우 환자의 손상을 최소화하고 회복 과정에 도움을 줄 수 있을 것입니다.

🏊 일반적 응급처치법

운동 중 골절이나 염좌 등 응급 상황이 발생할 경우 알아두면 좋은 응급처치법 중 'PRICES' 원칙이 있습니다. 처치 요령의 각 단어 첫 알파벳을 딴 용어입니다. P는 Protection(보호), R은 Rest(휴식), I는 Ice(냉찜질), C는 Compression(압박), E는 Elevation(거상), S는 Stabilization(고정)을 의미합니다.

Protection(보호)

손상 부위를 외부 환경으로부터 보호하면서 추가 손상이 일어나지 않게 하며, 손상 부위에 출혈이 있을 경우에는 이물질로부터 감염되지 않도록 주의해야 합니다.

Rest(휴식)

손상이 발생하면 부상 부위가 다시 회복하도록 재생 과정이 일어나므로, 휴식과 안정을 통해 재생 과정에 방해가 되지 않도록 부상 부위의 움직임을 줄여 쉬게 하는 편이 좋습니다. 손상 부위는 개인차가 있으나 72시간까지 안정을 시키도록 하며, 휴식 없이 다시 과도하게 움직이면 재생 과정에 방해가 되어 회복이 더디거나 합병증이 나타날 수 있습니다.

Ice(냉찜질)

냉찜질은 혈관을 수축시키고 혈액 점도를 높여 혈류를 느리게 함으로써 혈관 내 압력을 낮추어 손상 부위 통증, 부종에는 가장 중요한 치료법입니다.

즉각적인 냉찜질은 출혈과 부종을 억제하기 때문에 빠르면 빠를수록 보다 큰 효과를 볼 수 있으며, 통증 감각과 관련한 신경 전도 속도를 감소시키고 통증 신경을 둔감하게 만들어 통증을 완화합니다.

Compression(압박)

손상 부위의 부종은 손상의 회복을 느리게 할 뿐만 아니라 기능 회복 또한 느리게 만듭니다. 이를 방지하려면 랩이나 탄성 붕대 등을 이용해 압박을 가해야 합니다.

압박으로 인한 혈액순환 장애 때문에 탄성 붕대를 감은 말단 부위가 붓거나 손상 부위가 저리며 경련이 일어나는 증상이 생기면, 압박을 보다 느슨하게 풀어주어야 합니다.

탄성 붕대를 감을 때에는 몸의 끝부분에서 감아 올라가고, 취침 시에는 붕대를 풀어주는 것이 좋습니다.

Elevation(거상)

거상이란 손상 부위를 심장보다 높은 위치에 두는 것으로, 중력에 의해 피가 말단으로 쏠리는 현상을 막고 손상 부위 주변의 액체 및 정맥혈 등이 정상적으로 순환할 수 있도록 합니다.

Stabilization(고정)

손상 후의 근육 경련을 감소시키고 스트레스를 최소화하려면 손상 부위를 브레이스, 부목, 랩 등을 이용해 고정해야 합니다.

탈구나 심한 인대 손상, 복합 골절의 초기에는 일반적으로 부목을 대어 부상의 심화를 방지합니다.

개별 응급처치법

운동 중 부상을 당할 경우 증상에 따라 각각 다른 응급처치가 필요하기도 합니다. 갑자기 근육 경련이 발생하는 사소한 불편부터 시작해 타박상이나 골절처럼 치료가 필요한 부상까지 다양합니다. 상황에 맞는 응급처치법을 알아놓아야 2차 손상으로 인한 위험을 막을 수도 있습니다.

타박상

타박상은 외부 충격에 의해 접촉 부위의 연부 조직이 손상을 입는 것으로 일상생활 중에 가장 많이 발생합니다. 노인들의 경우 운동

시 외부 충격에 의해 약해진 근육과 피부 탓에, 특히 타박상에 의한 손상 가능성이 높습니다. 충격을 받은 부위가 부어오르고 통증이 생기는 것이 일반적인 증상입니다.

- 타박 부위를 냉수로 씻거나 물을 적신 수건으로 대고, 냉습포를 2~3일 하고 난 뒤 따뜻한 물로 습포합니다.
- 가슴이나 복부 타박상의 경우 의복이나 벨트를 느슨하게 하고 편안한 호흡을 위해 기대게 한 다음, 머리를 조금 젖혀 누울 수 있게 합니다.

골절

골절은 뼈가 부러지거나 금이 간 상태로 인대, 근육을 비롯하여 혈관, 신경 등을 손상시킬 수 있으므로 응급조치가 중요합니다.

- 골절 부위를 안정시키고 말초 부위를 관찰할 수 있도록 양말, 신발 등을 벗기고 손상 부위를 고정합니다.
- 출혈이나 상처가 있는 경우 이에 대한 처치를 한 후 골절 처치를 합니다.
- 골절 부위를 가능한 있는 그대로의 상태에서 가장 편한 자세로 고정한 후 병원으로 옮깁니다.
- 골절 부위를 압박할 수 있는 의류는 자르거나 벗깁니다.
- 골절 부위에 댈 부목은 상하 관절을 충분히 덮을 수 있는 길이와 넉넉한 넓이의 것으로 사용합니다.

- 고관절 골절은 일어서면 안 되고 부목으로 고정합니다.
- 손가락 골절의 경우는 손을 팔꿈치보다 높이고 가슴을 향해 고정합니다.
- 쇄골 골절은 어깨를 펴지 못하므로 팔꿈치를 구부리고 가슴에 대어주도록 합니다.

어지럼증

어지럼증은 과환기, 심장 부정맥, 대동맥 협착, 관상동맥 질환 등에 의해 나타나며, 운동감각이 이상해지거나 똑바로 서서나 걸을 수 없고 속이 체한 듯하고 심하면 구토를 하기도 합니다.

- 이러한 증상이 나타나면 운동을 중지하고 기도 확보, 호흡, 맥박 등을 확인 후 빨리 병원으로 가 진료를 받는 것이 우선입니다.
- 운동 시 어지럼증을 예방하려면 운동 전, 중, 후에 적당량의 수분을 섭취하고 스트레칭과 정리운동을 반드시 해야 합니다.

저혈당증

당뇨 환자의 경우 저혈당이 발생하면 체내에서 스트레스 호르몬이 분비되어 다양한 증상들이 나타나 저혈당 상태를 인지하게 되나, 이러한 증상이 자주 반복되면 저혈당 무감지증에 이를 수 있습니다. 저혈당이 심화되면 본인은 의식이 저하되어 주위에 도움을 청할 수도 없는 정도가 될 수도 있습니다. 저혈당이 감지되면,

- 신속히 흡수될 수 있는 당질을 20g 정도 섭취시킵니다.
- 빨리 휴식을 취하면서 위의 치료를 반복 또는 과자, 빵 등의 음식을 섭취하도록 합니다.
- 증상을 보면서 가벼운 식사를 합니다.
- 의식이 없거나 음식을 먹기 힘든 때에는 병원으로 가서 포도당 주사를 맞도록 해야 합니다.

저체온증

저체온증은 중심 체온 온도가 35도 미만으로 떨어지는 경우로, 추운 환경에 오래 노출되면 열 손실이 증가하는 상태에서 열 생산이 되지 않아 체온을 올리는 기전이 제대로 작동하지 못하기 때문에 발생합니다. 특히 뇌졸중 후나 관절염 등으로 움직임이 적어지는 노인, 치매를 앓는 노인들이 저체온증에 취약하다고 합니다.

증상으로는 몸에 떨림 현상이 나타나고, 신체가 차가워지고 창백해지며, 무감각해지고 무기력해져 분별력이 떨어지면서 의식이 흐려지고 호흡이 느려집니다.

저체온증에 대한 응급조치로는

- 따뜻한 곳으로 옮기고 서서히 체온을 올리도록 합니다.
- 체온 손실을 방지하기 위하여 여분의 옷이나 방수천, 또는 담요 등으로 머리와 몸을 감싸줍니다.
- 뜨거운 음료, 스프, 초컬릿 같은 고열량 음식을 섭취합니다.

- 의식이 없는 경우는 호흡과 맥박을 확인하고 심폐소생술을 실시하며 구급대에 연락합니다.

고체온증

노인들의 경우 노화에 의해 자율신경 조절 능력이 감소하기 때문에 열반응 체계가 제대로 반응하지 못하거나 느린 경우가 많습니다. 또한 심혈관 질환 등에 의한 약물 복용은 체온조절을 방해하는 요소들로, 열 변화에 쉽게 영향을 받습니다.

- 고체온증이 일어나면 더운 환경에서 빨리 빗어나 그늘지고 서늘한 곳으로 이동합니다.
- 찬 물수건을 환자의 피부에 대고 차가운 물에 담그는 등 신체 온도를 낮추며, 젖은 얇은 천으로 몸을 덮고 찬바람을 씌웁니다.
- 물 또는 식염수, 전해질 용액 등을 섭취하고 의식이 불명료한 경우 정맥주사를 투여합니다. 고체온증을 예방하려면 더운 날 야외에서의 운동을 삼가고 충분한 휴식을 취하며, 목욕을 자주하는 것이 좋습니다. 또한 카페인 음료나 알콜성 음료의 섭취를 삼가고 물을 자주 마시며 염분과 미네랄을 보충하는 것도 좋습니다.

협심증

주로 운동을 하거나 무거운 물건을 드는 경우 심장에 혈액 공급이 충분하지 않아 생기는 증상으로,

- 하던 활동을 멈추고 안정을 취하며, 증상이 호전되지 않으면 수분 뒤 증상이 사라졌어도 빨리 병원으로 가야 합니다.
- 니트로글리세린을 복용하고 증상이 호전되지 않으면, 5분 간격으로 3번까지 투여할 수 있습니다.

경련

경련은 뇌세포가 비정상적으로 자극되어 나타나는 현상으로, 몸이 뻣뻣해지고 호흡 곤란이 일어납니다. 이때는

- 경련이 멈출 때까지 속옷이나 목을 조이는 곳 등을 느슨하게 풀어줍니다.
- 머리를 측면으로 돌려 침과 이물질이 나오도록 합니다.
- 경련이 3분 이상 지속되거나 다른 경련이 다시 시작되거나 경련이 멈춘 후 깨어나지 않는 경우, 빨리 구급차를 부릅니다.
- 경련하고 있는 대상자를 무리하게 붙잡거나 움직임을 멈추려고 시도하지 않습니다.

운동 프로그램의 중단 조건

- 안정시 수축기 혈압이 200mmHg 이상, 또는 확장기 혈압이 110mmHg 이상이면 운동을 중단합니다.
- 안정시 심박수가 110 이상, 또는 40 이하인 경우
- 컨디션이 좋지 않다고 자각증상을 호소할 때에도 운동을 중단하

는 것이 좋습니다.

심폐소생술과 자동제세동기

심폐소생술은 심정지 환자의 생명을 구하기 위한 기초 치료법입니다. 조직으로 산소를 공급하고 환자의 심장박동을 회복시킵니다. 심정지 상황이 발생하면, 응급요원이 현장에 도착하기 전에 가능한 빨리 이 심폐소생술을 실시해야 합니다. 짧은 순간 생명을 좌우할 수 있는 중요한 기초 치료법입니다.

먼저 가슴을 압박-기도 개방-인공호흡 하는 순서로 실시합니다. 가슴을 압박할 때는 흉골 아래쪽 절반 분위를 강하게, 규칙적으로, 빠르게 누릅니다. 깊이는 5~6cm, 압박 횟수는 분당 100~120회를 권장합니다. 가슴 압박과 인공호흡의 비율은 30:2 정도면 좋습니다.

심폐소생술을 실시하는 도중에 자동제세동기가 도착하면 먼저 이를 활용해 실시한 뒤 다시 심폐소생술을 반복합니다.

인생 후반전이 더 젊어지는 운동법
나는 일혼에 운동을 시작했다

제1판 1쇄 인쇄 2018년 8월 10일
제1판 1쇄 발행 2018년 8월 20일

지은이 | 이순국
펴낸이 | 한경준
펴낸곳 | 한국경제신문 한경BP
책임편집 | 마현숙
저작권 | 백상아
홍보 | 정준희 조아라
마케팅 | 배한일 김규형
디자인 | 김홍신
본문디자인 | 디자인현

주소 | 서울특별시 중구 청파로463
기획출판팀 | 02-3607-553~6
영업마케팅팀 | 02-3604-595, 583 FAX | 02-3604-599
H | http://bp.hankyung.com E | bp@hankyung.com
T | @hankbp F | www.facebook.com/hankyungbp
등록 | 제2-315(1967.5.15)

ISBN 978-89-475-4396-5 03510